호흡의 힘

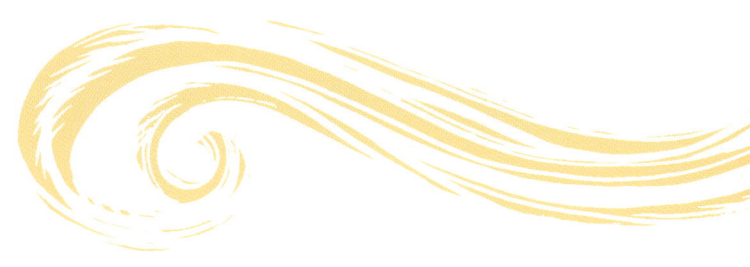

생기를 되찾아 주는 요가 호흡법의 모든 것

호흡의 힘

THE POWER OF BREATH

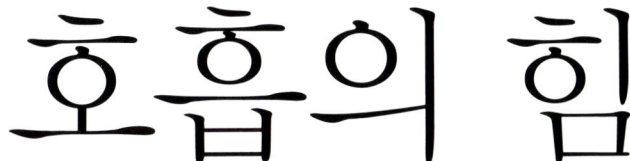

스와미 사라다난다 | 김재민 옮김

판미동

THE POWER OF BREATH
by Swami Saradananda

Copyright ⓒ 2009 by Duncan Baird Publishers Ltd
Text Copyright ⓒ 2009 by Swami Saradananda
Photography Copyright ⓒ 2009 Duncan Baird Publishers Ltd
Illustration Copyright ⓒ 2009 Duncan Baird Publishers Ltd
All rights reserved.

Korean Translation Copyright ⓒ 2010 by Minumin

Korean translation is published by arrangement with
Duncan Baird Publishers Ltd through Imprima Korea Agency.

이 책의 한국어판 저작권은 임프리마 코리아 에이전시를 통해
Duncan Baird Publishers Ltd와 독점 계약한 ㈜ **민음인**에 있습니다.

저작권법에 의해 한국 내에서 보호를 받는 저작물이므로 무단 전재와 무단 복제를 금합니다.

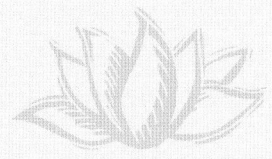

스와미 비슈누-데바난다(Swami Vishnu-devananda)님께 이 책을 바칩니다.
그분께서는 저의 영적 스승님이자 멘토였을 뿐 아니라,
호흡 수행의 위대한 달인이셨습니다.

"하느님께서 흙으로 사람을 빚으시고
그 코에 숨을 불어넣으시니, 사람이 생령이 된지라."
― 구약성경 창세기 2장 7절

차 례

역자 서문
올바른 호흡을 위하여   9

머리말
호흡이 모든 것의 기본이다   12
바른 호흡의 중요성   15
몸 · 호흡 · 마음의 연관성   17
호흡 이해하기   20

CHAPTER 1
호흡에 대한 탐구   23
어떻게 호흡하는가   24
에너지 호흡   29
스트레스 완화를 위한 호흡   34
호흡 평가하기   36
호흡기계 정화하기   40
언제, 어디서 호흡할 것인가   42
바르게 앉는 법   44

CHAPTER 2
생기를 활성화하는 숨, 프라나   49
역동적인 생기 에너지   50
프라나 심상화 : 프라나 마시기   52
프라나에 얽힌 우화
: 벌떼 같은 감각들   54
부정적 감정에 대처하기   56
프라나 보내기   58
그냥 내보내기   61
에너지 정렬하기   64
상호 보완적인 반쪽 통합하기   66
균형과 조화를 위한 호흡   68
프라나 수련 연속 동작
: 태양 경배하기   70

CHAPTER 3
영양을 공급하는 숨, 사마나   75
소화 호흡   76
사마나 심상화 : 사마나에 집중하기   78
사마나에 얽힌 우화
: 에너지 균형 맞추기   80
태양의 온기 사용하기   82
긍정적 에너지 점화하기   84
열의에 불붙이기   86
화 가라앉히기   88
사마나 수련 연속 동작
: 원기를 회복하는 다섯 의례   90

CHAPTER 4
확장하는 숨, 비야나   95
심장에서부터 호흡하기   96

비야나 심상화 : 비야나 방사하기 99
비야나에 얽힌 우화
: 알맞은 때 기다리기 101
상자 밖에서 생각하기 104
호흡과 함께 걷기 106
자신의 이미지 고양하기 108
폐 열기 110
연민으로 호흡하기 112
비야나 수련 연속 동작
: 사고방식 확장을 위한 자세 114

CHAPTER 5
정화하는 숨, 아파나 119
신체 체계 정화하기 120
아파나 심상화
: 아파나 확고히 안정시키기 122
긴장 완화하기 124
스트레스 극복하기 126
새 생명을 위한 호흡하기 128
호흡 뿌리내려 정착하기 130
호흡 사다리 오르기 132
부정적인 생각 제거하기 134
아파나 수련 연속 동작
: 달 경배하기 136

CHAPTER 6
표현하는 숨, 우다나 143
영감을 주는 에너지 일깨우기 144
우다나 심상화 : 에너지 표현하기 146
우다나에 얽힌 우화
: 토끼와 거북이 148
성공을 위한 호흡하기 150
위로 날아오르는 숨 152
침묵의 소리 154
긍정적 에너지 보존하기 156
공중에 떠오르기 158
우다나 수련 연속 동작
: 표현하는 에너지를 안정시키는 자세 160

부록 : 건강 실천 프로그램 162
용어 정리 173

역 자 서 문

올바른 호흡을 위하여

현재 우리나라에 들어와 있는 요가의 대부분은 인도의 하타 요가 전통에 그 뿌리를 두고 있습니다. 이 요가는 기본적으로 몸을 해탈의 주요 수단으로 삼고 있기에 신체, 특히 프라나(바유)라 불리는 미세한 에너지로 된 신체를 정화하고 강화하는 데 초점을 맞추고 있습니다. 따라서 이 요가 전통에서는 미세 에너지 신체에 대한 신비적 생리학과 거친 신체라 할 수 있는 물질적 신체를 단련하는 아사나(요가 동작)를 비롯하여, 미세한 에너지적 신체에 보다 직접적으로 영향을 미칠 수 있는 프라나야마(요가 호흡법)와 무드라, 반다 등의 기법을 폭넓고 깊이 있게 발전시켜 왔습니다.

프라나란 세속적인 맥락에서는 '공기'라고 할 수 있지만, 수련적 의미로는 호흡을 통해서 우리가 흡수하게 되는 '생명 유지에 필수적인 에너지' 또는 '주요 생명 에너지'입니다. 우리가 흔히 기(氣)라고 부르는 것과 거의 유사한 에너지로, 몸 중심 수행 전통에서는 매우 중시 여깁니다. 이 전통의 수련을 해 나가려면 미세한 신체를 잘 이해하고 있어야 하고, 이를 위해서는 프라나와 더불어 나디, 차크라 등의 개념을 알아야 합니다. 쉽게 표현하자면 각각 기, 경락, 주요 경혈이라 할 수 있습니다. 이들은 유사하지만 동일한 것은 아닙니다. 특히 차크라 개념은 더욱 그러합니다.

하타 요가의 신비 생리학에서는 신체를 유지하고 움직이는 데 가장 중요한 에너지로 다섯 프라나를 꼽습니다. 따라서 요가의 관점에서 건강하고 활기 넘치는 생활을 하기 위해서는 이들을 활성화하고 균형을 맞추는 것이 핵심입니다. 이 책은 바로 이들 프라나를 배양하고 조절하는 방법들로서 요가 호흡법을 중심으로 요가 동작, 반다 등의 기법을 소개합니다.

  전체 내용을 개략해 보면, 머리말에서는 바른 호흡과 호흡 수련의 필요성, 몸·호흡·마음의 연관성 및 다섯 프라나에 대한 개요를 설명합니다. 1장에서는 호흡을 물질적 신체와 에너지적 신체로 나눠 각각의 생리·해부학을 비롯하여 기초적인 호흡 방법과 정화 호흡법, 바르게 앉는 법을 다룹니다. 2~6장까지는 다섯 프라나 각각에 대해 한 장씩을 할애하여 그 에너지의 특성과 이를 배양하는 요가 호흡법 및 아사나에 대해, 더불어 이들을 활용하는 법들을 상세히 가르쳐 줍니다. 마지막 부록에서는 우리가 삶에서 흔히 맞닥뜨리게 되는 심신의 질병들을 개선하고 완화하기 위해서 이 책에서 배운 갖가지 기법들을 활용하는 구체적인 방법을 제시합니다.

  이 책의 가장 큰 장점은 기존의 요가 호흡 관련 책들과 달리, 다섯 프라나 각각을 배양하고 활용하는 법을 중심으로 각 기법들을 유기적으로 재배열하여 설명한다는 점입니다. 이는 실용적인 측면에서 상당히 유용합니다. 기법을 중심으로 설명한 경우는 실제 수련에서 특정 프라나를 활성화시키기 위해서 다시 재조합을 해서 프로그램을 짜야 하고 이들이 그 프라나와 어떠한 연관을 갖는지를 입체적으로 이해하기 어렵기 때문입니다. 특히 심신의 불편함과 질병이 다섯 미세 에너지의 불균형에서 비롯되기에 이들의 균형을 맞추는 수련을 하는 데는 더욱 도움이 됩니다.

  또한 초보자들도 요가의 신비적 인체관과 호흡법, 요가 동작을 쉽게 이해하고 실천 수련을 할 수 있도록 배려하고 있습니다. 우선, 체계적으로 구성되어 있고 설명이 자세하고 쉽습니다. 예를 들어 각 프라나의 특성을 설명할 때 적절한 인도의 우화를 곁들이고, 이들 에너지를 다루는 수련을 할 때 자신의 해당 에너지 상태를 더 구체적으로 이해할 수 있도록 스스로 점검해 볼 수 있는 질문들을 덧붙입니다. 더불어 많은 사진과 그림을 통해서 각 기법들을 소개하고, 또 시각적, 심리적으로 편안하게 책을 볼 수 있도록 적절한 컬러 배색과 명상적 그림을 배치해 두고 있습니다. 마지막으로 독자들이 좀 더 많은 정보를 쉽게 접할 수 있도록 간략한 팁들을 박스로 처리하여 곳곳에 배치해 두고 있습니다. 이러한 점들이 요가 호흡 수련서는 어렵다는 생각을 덜어 줍니다.

호흡 수련을 실생활에서 적극적으로 활용할 수 있는 방안을 자세히 제시한다는 점 또한 눈여겨볼 만합니다. 앞서 언급했던 자신의 에너지 상태 점검을 위한 자가 점검 질문들을 비롯하여, 배운 내용을 토대로 질병을 예방하고 완화하고 치유하는 방법들을 부록에서 소개하고 있습니다.

이 책은 지고의 깨달음을 추구하는 인도 정통 요가에 확고히 뿌리를 두고 있지만, 이런 수련을 통해 일상생활에서 어떻게 심신의 건강과 안정을 되찾고 유지할 수 있는지를 가르쳐주는 데 초점을 맞추고 있습니다. 따라서 요가 수련을 하고 있는 분들에게는 물론, 활기차고 성공적인 삶을 살고자하는 모든 이들에게도 훌륭한 동반자가 될 것이라 생각합니다.

본문에서 옮긴이가 간략히 설명을 덧붙인 경우는 따로 역주라고 표기하지 않았습니다. 그 양이 많지 않고 내용도 초보자들의 이해를 돕기 위한 일반적인 것들이기 때문입니다. 마지막으로 원고 교정에 도움을 준 황유진님께 감사드립니다.

— 德濟山房에서 김재민 합장

머 리 말

호흡이 모든 것의 기본이다

호흡 잘하는 법을 배운다는 것은 몸과 마음, 감정을 재활성화하기 위한 가장 강력한 방법들 중 하나를 알게 되는 것이다. 호흡 수련의 효과는 굉장히 광범위하다. 기본적으로 호흡은 산소의 흡입을 극대화하고 몸속 노폐물을 제거함으로써 신체 조직 전체에 활력을 준다. 이로써 우리는 더 원기 왕성해지고 이완되어 느끼고 볼 수 있으며, 긴장의 순간에 마음을 고요하게 유지할 수 있다. 이 책에서 설명하는 호흡 수련법들은 나아가 그 이상의 것을 제안한다. 이들 수련법은 우리에게 필요한, 생기 에너지를 이용하는 방법과 통찰력을 준다.

　요가 철학에서는 생명 유지에 필수적인 에너지가 육체적으로 나타난 것이 호흡이라고 말한다. 이 에너지는 우리가 생명을 유지하고 호흡하고 돌아다니며 활동할 수 있는 능력을 준다. 생각하고 음식물을 소화하고 소리를 듣고 웃고 재채기를 할 수 있게 함은 물론, 의식적으로든 무의식적으로든 어떤 순간에도 하고자 하는 수많은 활동을 할 수 있게 해 준다. 모든 존재에 생명을 불어넣

더 나은 삶을 위한 호흡

이 책의 수련법들은 당신의 삶을 활력 넘치고 건강하게 이끌 것이다. 다만 효과를 최상으로 끌어올리려면 건전한 생활 방식으로 살기 위해 노력해야 한다. 건전한 생활 방식이란 과일과 채소, 곡물류를 더 많이 섭취하고 거의 매일 운동하며 흡연과 같은 부정적인 것들에 대한 탐닉을 포기하는 것을 포함한다.

이 책 전반에 걸쳐 직장 생활과 가정생활을 건전하게 할 수 있는 호흡 비결을 설명할 것이다. 가장 좋은 방법 중 하나는, 단지 하루 종일 호흡을 관찰하고 특히 긴장을 느낄 때 몇 차례 심호흡을 하는 것이다. 마음과 기분, 몸에 미치는 영향을 주목해서 지켜보라.

는 이 필수 에너지를 많은 동양철학 체계에서 설명하는데, 인도에서는 프라나(prana)로 알려져 있다. 자연계의 물질은 아니지만 물이 스펀지를 적시듯이 프라나는 각각의 세포에 스며들어 몸 전체의 각 부분들을 통과하여 흐른다.

이 책의 수련법들은 당신이 프라나를 더 효과적으로 이용하는 데 도움을 준다. 이 프라나는 다섯 가지 작용을 하는데, 이들은 각각 다른 유형의 에너지(아래 설명 참조)로 묘사할 수 있다. 각각의 장에서 이들 프라나의 다섯 양태에 대해 설명할 것이며, 이를 강화하고 확장하며 표현하는 기법을 덧붙일 것이다. 다섯 에너지 모두가 활성화되고 균형 잡히면 건강과 활력은 자연히 따라온다.

프라나(PRANA) : 프라나(다섯 모두를 총칭하는 이름과 동일)의 다섯 양태 중 첫 번째. 들숨을 관장한다. 활성화하는 에너지로, 모든 형태의 에너지를 받아들일 수 있게 하는 역동적인 힘이다.

사마나(SAMANA) : 생명 유지에 필수적인 에너지의 두 번째 양태. 산소를 흡수하여 폐로 들어가게 한다. 양육하는 에너지로, 음식물을 소화하고 생각과 감정을 이해할 수 있게 한다.

비야나(VYANA) : 생명 유지에 필수적인 에너지의 세 번째 양태. 몸속의 산소를 순환시키고 배분하는 기능을 관장한다. 생명 유지에 꼭 필요한 자양분을 분배하고 당신이 세상까지 뻗어나갈 수 있도록 확장하는 호흡이다.

아파나(APANA) : 생명 유지에 필수적인 에너지의 네 번째 양태. 날숨을 관장하며 이산화탄소를 배출한다. 정화하는 에너지인 동시에 배출하는 에너지로, 출산할 때 이 에너지로 인해 아이가 나온다.

우다나(UDANA) : 생명 유지에 필수적인 에너지의 마지막 양태. 숨을 내쉴 때 아파나를 수반하여 에너지가 '상승'하고 표출될 수 있게 한다. 이 표출적 에너지는 당신 자신의 생각을 깨달아서 행동으로 옮기게 한다.

1장에서는 먼저, 호흡 작용의 유익함에 대해 개괄하고 이에 대한 이론을 설명할 것이다. 또 호흡기계를 정화하는 기법들과 수련을 위한 기본적인 좌법을 제시할 것이다. 그러므로 호흡 수련 초심자든 숙련자든 관계없이 1장부터 차근히 읽어 나가길 바란다.

원컨대 이 책으로 인해 호흡 강화를 돕는 기법들을 해 보고자 하는 마음이 생겼으면 한다. 해독과 건강한 먹을거리 섭취, 혹은 다양한 운동법과 함께 이 기법들을 수련한다면 완벽한 조합이 될 것이다. 이 책은 또한 바쁜 생활로 인한 각종 문제들을 해결하는 데도 도움이 될 것이다. 더불어 이들 수련법으로 당신이 활력의 중심핵에까지 가 닿아, 늘 하고 있는 호흡이 당신 자신보다 훨씬 더 위대한 힘과 당신을 연결시키고 있다는 깊은 깨달음을 체험하기 바란다.

바른 호흡의 중요성

우리가 살아가는 데 필요한 모든 것 중에서도 호흡은 가장 필요한 것이다. 건강한 사람이라면 대개 음식 없이 6주가량 살 수 있고, 물 없이도 며칠 버틸 수 있다. 그러나 호흡을 할 수 없으면 채 몇 분을 넘기지 못한다.

호흡은 삶이라는 여행 전반에 걸쳐 가장 친밀한 동료다. 태어나자마자 숨쉬기 시작해서 미래의 어느 날 마지막 숨을 내쉬고 죽게 된다. 살아 있는 동안에는 어디를 가든 숨이 함께한다. 이렇듯 호흡은 어떤 것보다 당신과 가까이 있고 재산이나 사랑하는 사람보다 소중하다. 호흡을 잃으면 모든 것을 잃게 되기 때문이다. 그런데도 당신은 대부분의 사람들처럼, 호흡하면서도 정작 어떻게 호흡하는지, 심지어 왜 호흡하는지에 대해서 거의 생각하지 않을 것이다.

호흡을 하지 않고는 누구도 생존할 수 없지만 많은 사람들은 제대로 호흡하지 않으면서도 용케 살아간다. 지난 30년 동안 요가와 명상을 가르치며, 매우 헌신적인 요가 수행자들조차도 종종 스스로의 호흡을 효과적으로 조절하는 기법뿐 아니라 이에 대한 통찰력이 결여되어 있다는 걸 알게 되었다. 현대인들은 주로 앉아서 일하는 직업을 선호하고, 이는 여가 생활에까지 이어지며, 바쁜 생활로 인해 긴장이 많이 발생한다. 이러한 점들이 건강에 해로운 호흡 습관을 불러온다. 즉, 가슴 부위를 충분히 펴지 못하게 하여 몸에 긴장을 발생시키는 원인이 되는 것이다. 이러한 나쁜 호흡 습관은 육체적 · 정신적 · 감정적 건강은 물론 우리가 추구하는 행복에도 손상을 입힐 수 있다. 예컨대 알맞게 호흡하지 못하면 몸에 산소가 부족해져서 바이러스와 박테리아가 번성하고, 또 얕게 호흡하면 만성적 스트레스와 관련하여 건강 상태가 좋지 않게 된다.

사무실에서, 혹은 버스나 전철에서 주위를 둘러보라. 얼마나 많은 사람들이 '반만 호흡하고 있는지' 눈여겨보기 바란다. 숨을 너무 얕게 들이쉰 탓에 가슴 부위가 거의 확장되지 않아서 가슴의 움직임을 전혀 볼 수 없을 것이다. 숨

더 나은 호흡의 이점

좋은 호흡이란 건강한 호흡이다. '더 나은 호흡'은 일반적인 육체적 건강과 정신적·감정적 건강 상태를 유지하고 개선한다. 이 호흡의 이점은 다음과 같다.

- 에너지와 스태미나를 높여 주는 한편, 피로를 덜어 주고 잠을 줄여 준다.
- 몸의 긴장을 완화하고 압박감과 스트레스를 다룰 수 있는 능력을 높인다.
- 안색은 화사하고 윤기 있게, 눈은 생기로 반짝이게 한다.
- 면역력을 강화하고 치유를 돕는 화학물질의 분비를 촉진한다.
- 집중력을 높이고 명료하게 생각할 수 있는 능력을 증진한다.
- 마음을 평온하게, 감정을 통제할 수 있게 한다.
- 목소리를 강화하고 생각을 맑게 만들어서 구두로 전달하는 능력을 극대화한다.

을 내쉴 때는 또 어째서 반 정도밖에 내쉬지 못하는지 주목해서 보라. 이는 숨을 충분히 들이쉬는 것보다 알맞게 내쉬는 데 더 많은 힘이 들기 때문에 발생하는 현상이다. 이런 호흡 유형의 극단적인 예는 천식이 발작할 때다. 천식 환자는 산소가 풍부한 공기가 필요해 숨을 들이쉬려 하지만, 이미 산소가 결핍된 공기로 가득 찬 폐에는 신선한 공기를 채울 빈공간이 없어 숨을 내쉬기 어렵다. 충분히 숨을 들이쉬려면 먼저 적절히 내쉴 수 있어야 한다. 이 책의 많은 수련법에서 내쉬는 숨을 강조하는 이유도 여기에 있다. 이는 또한 기진맥진하거나 지루할 때 자연스럽게 하품을 하거나 한숨을 쉬어서 폐를 비우는 이유, 즉 신선한 산소와 새로운 활력을 주는 에너지를 흡수하도록 하는 자연의 섭리다.

호흡을 주의 깊게 조절하면 몸속 노폐물을 제거하고 산소의 흡입을 극대화하여 보다 온전한 삶을 사는 데 도움이 된다. 또 이마의 주름이나 어깨 움츠림, 위경련과 같은 불안으로 인한 증상을 완화시켜서 마음을 평온하게 하고 기분을 한결 낫게 만들 수 있다. 이 책에서 소개하는 호흡 수련을 할 때는, 생각을 분명히 하고 결단력 있게 행동하며 감정에 덜 휩쓸리도록 해야 한다.

몸 · 호흡 · 마음의 연관성

호흡은 몸과 마음의 접점이다. 당신이 하는 모든 생각, 취하는 모든 행동, 경험하는 모든 감정은 호흡에 영향을 미친다. 예컨대 흥분한 상태에서는 몸이 바로 행동을 취할 수 있게 준비하도록 호흡이 빨라진다. 또 놀라면 뇌에 산소를 공급하여 빠르게 생각할 수 있도록 하기 위해 급하게 숨을 들이쉬게 된다.

호흡 수련을 지도할 때면 종종 몸 · 호흡 · 마음의 이러한 깊은 연관성을 보여 주는 것으로 강의를 시작한다. 수련생들에게 눈을 감으라고 한 뒤, 테이블을 가볍게 두드리면서 박자를 맞추는데 천천히 크게 두드리면서 시작한다. 그런 다음 차츰 불규칙하고 작게 두드린다. 설령 자각하지 못하더라도 대부분의 수련생들은 집중하고자 할 때 숨을 죽인다. 이러한 반응은 동물의 경우에도 볼 수 있다. 고양이가 새를 잡으려 할 때의 모습을 주의 깊게 보라. 완전히 정지한 듯하다. 집중력이 너무 완벽해서 거의 숨을 쉬지 않는다. 이러한 몸과 호흡, 마음의 연관성은 아이들도 느낀다. 두 살 먹은 아이가, 부모가 호흡을 불규칙하거나 빠르게 하는 것을 보면, "왜 그래요?" 하고 물어 올 것이다. 우리 모두가 이를 배워서 아는 것이 아니다. 본능적으로 안다. 호흡 기법을 수련하면 이 본능적 지혜를 의식적으로 사용할 수 있고, 호흡이 얼마나 강력하게 몸과 마음의 본질에 영향을 미치는지 이해할 수 있게 된다.

몸은 끊임없이 자신을 회복하는 살아 있는 체계다. 따라서 호흡 기법을 수련하면 건강하지 못한 방식으로 호흡하고 생각하고 행동하는 패턴을 자발적인 노력으로 바꿀 수 있다. 예컨대 의식적으로 천천히 깊게 호흡하면 주의를 집중하고 고요하게 행동하는 데 도움이 된다.

요가 수련법들 중에서도 요가 호흡법, 즉 산스크리트어로 '프라나의 조절' 이란 의미의 프라나야마(pranayama)를 수련할 때 우리는 몸 · 호흡 · 마음의 연관성을 본래 상태로 되돌릴 수 있다. 프라나는 우리를 움직이게 하는 에너지며, 요가 수행자는 프라나가 육체적으로 나타난 현상을 호흡이라고 간주한다. 이 책에서 소개하는 각 기법들은 프라나가 어떻게 우리 몸을 통하여 흐르는지, 그리고 우리의 육체적·정신적·감정적인 건강을 증진하기 위해서 이 프라나를 어떻게 조절하고 통제할 수 있는지를 알려 준다.

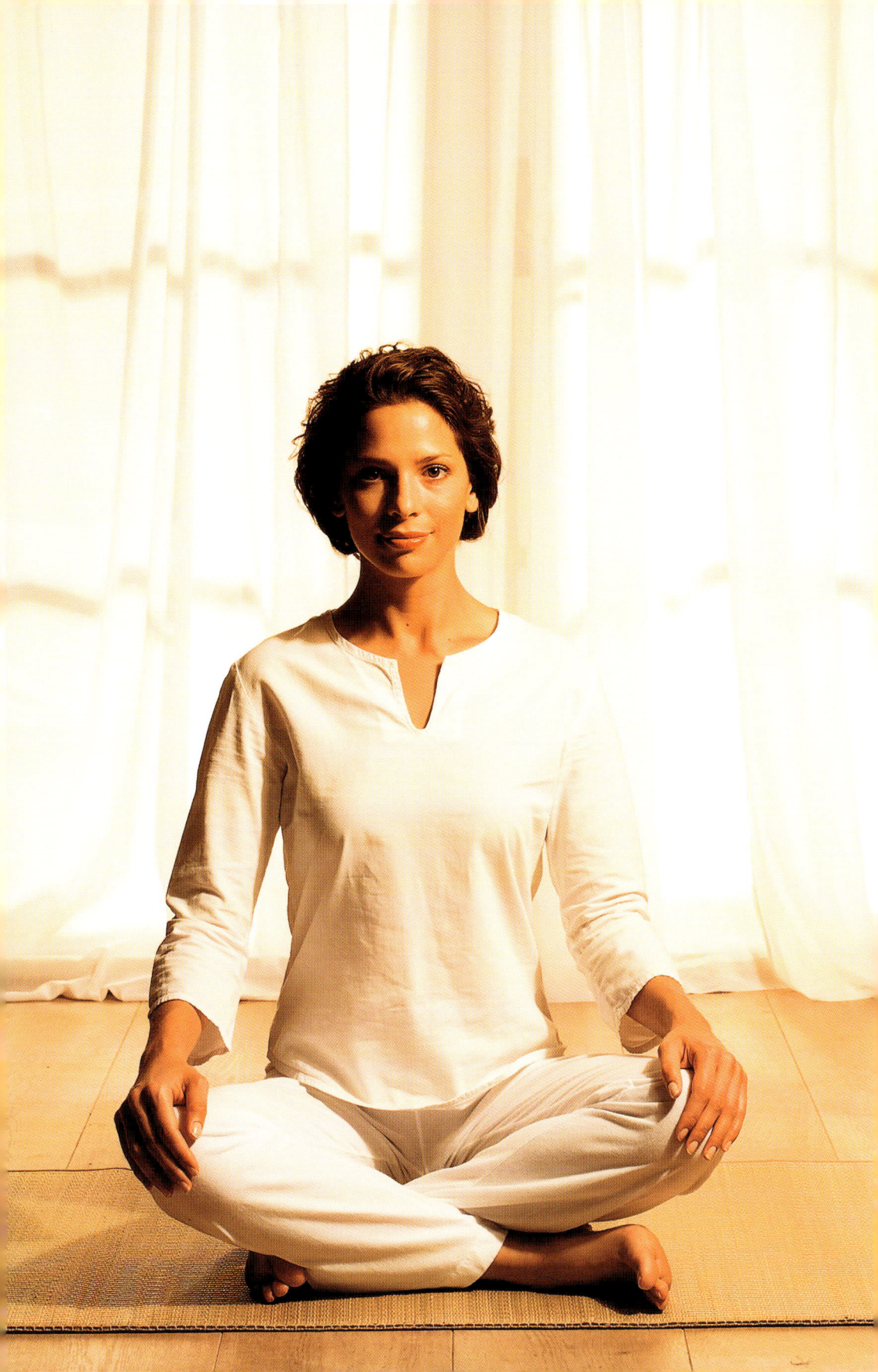

호흡 이해하기

어떤 실질적인 호흡 수련을 시작하기 전에, 한 호흡을 구성하는 세 요소와 이 요소들이 호흡 수련에서 가지는 상대적 중요성을 숙지하는 것이 유용하다. 이들은 들숨과 날숨, 그리고 멈춘 숨이라고 알려져 있는 두 숨 사이의 과도기적 숨이다. 대부분의 호흡 수련은 날숨에 초점을 맞추고 있다.

들숨

폐로 공기를 들이마실 때 산소가 몸으로 들어와서 생명 유지에 필수적인 성분들 중 하나가 몸에 공급된다. 폐로 숨이 들어오는 내부로 향한 흐름은 어느 정도 자동적이다. 일단 숨을 내쉬면 노력 없이도 숨이 들어온다. 그래서 이 책의 많은 호흡 기법에서 들숨을 강조하지 않는다.

날숨

폐에서 공기가 밖으로 나가는 외부로 향한 흐름을 통해 이산화탄소와 같은 가스 노폐물을 몸 밖으로 배출한다. 즉, 폐는 배설기관으로 작용한다. 한편, 요가 수행자들은 날숨이 마음의 부정함도 제거한다고 생각한다. 만일 짧은 호흡으로 인해 고통받거나 완전하게 숨을 내쉴 수 없다면 독소가 몸에 쌓이게 될 것

왜 담배를 끊어야 하는가

흡연은 몸 전체 기관에 해를 끼치는데, 특히 호흡기관인 폐에 치명적이어서 폐 질환으로 죽을 위험성을 10배가량 높인다. 물론 이 책의 호흡 기법들이 직접적으로 담배를 끊게 하지는 못한다. 그렇지만 담배를 끊고 싶은 마음이 있다면, 이 기법들이 어느 정도 강력한 도움을 줄 수는 있을 것이다. 이들 호흡 기법은 호흡기계를 정화하여 새로운 활력을 느낄 수 있게 한다. 또한 뭔가를 그만둔다기보다는 '깊게 호흡하는 데서 오는 즐거움'을 주기 때문에 의지력도 강화할 수 있다.

어떻게 호흡 수련을 해야 하는가

다음 요인들은 호흡 수련으로 인한 성과, 즉 육체적·감정적 효과에 영향을 미친다.

- 들숨의 길이
- 날숨의 길이(보통 들숨의 두 배 정도)
- 숨을 들이쉰 뒤 멈춘 숨의 길이
- 들이쉬거나 내쉬는 숨의 양
- 들숨·날숨·멈춘 숨, 각각의 부분들이 나머지 두 부분에 대비해 갖는 비율
- 몸에서 의식을 집중하는 곳. 예컨대 심장이나 배꼽 등
- 호흡 수련 또는 호흡 주기를 반복하는 횟수

이고, 이는 마음에도 부정적인 영향을 줄 수 있다. 날숨은 또한 몸과 마음이 변화에 적응할 수 있도록 도와준다. 예를 들어 샤워를 하러 뛰어 들어갔을 때 예상했던 것보다 훨씬 찬 물이 나온다면 급격하게 숨을 들이쉬게 되는 걸 발견할 수 있다.

멈춘 숨

들숨과 날숨 둘 다 일어나지 않는 상태, 즉 두 숨 사이의 과도기를 가리킨다. 숨을 들이쉬고 멈출 때는 압력의 증가로 인해 폐에서 가스의 교환 비율이 상승한다. 즉, 폐에서 혈액 속으로 더 많은 산소가 들어가고, 동시에 더 많은 이산화탄소와 가스 형태의 노폐물들이 혈액에서 폐로 옮겨져 내쉬는 숨에서 배출되어 없어지게 된다. 숨을 내쉬고 난 뒤, 들이쉬기 전에 잠깐 멈추어지는 것도 전문용어로 '멈춘 숨'이다. 호흡을 할 때 이 부분은 거의 알아차릴 수 없지만 정말 깊고 고요하며 이 책의 몇몇 호흡 기법에서도 사용된다.

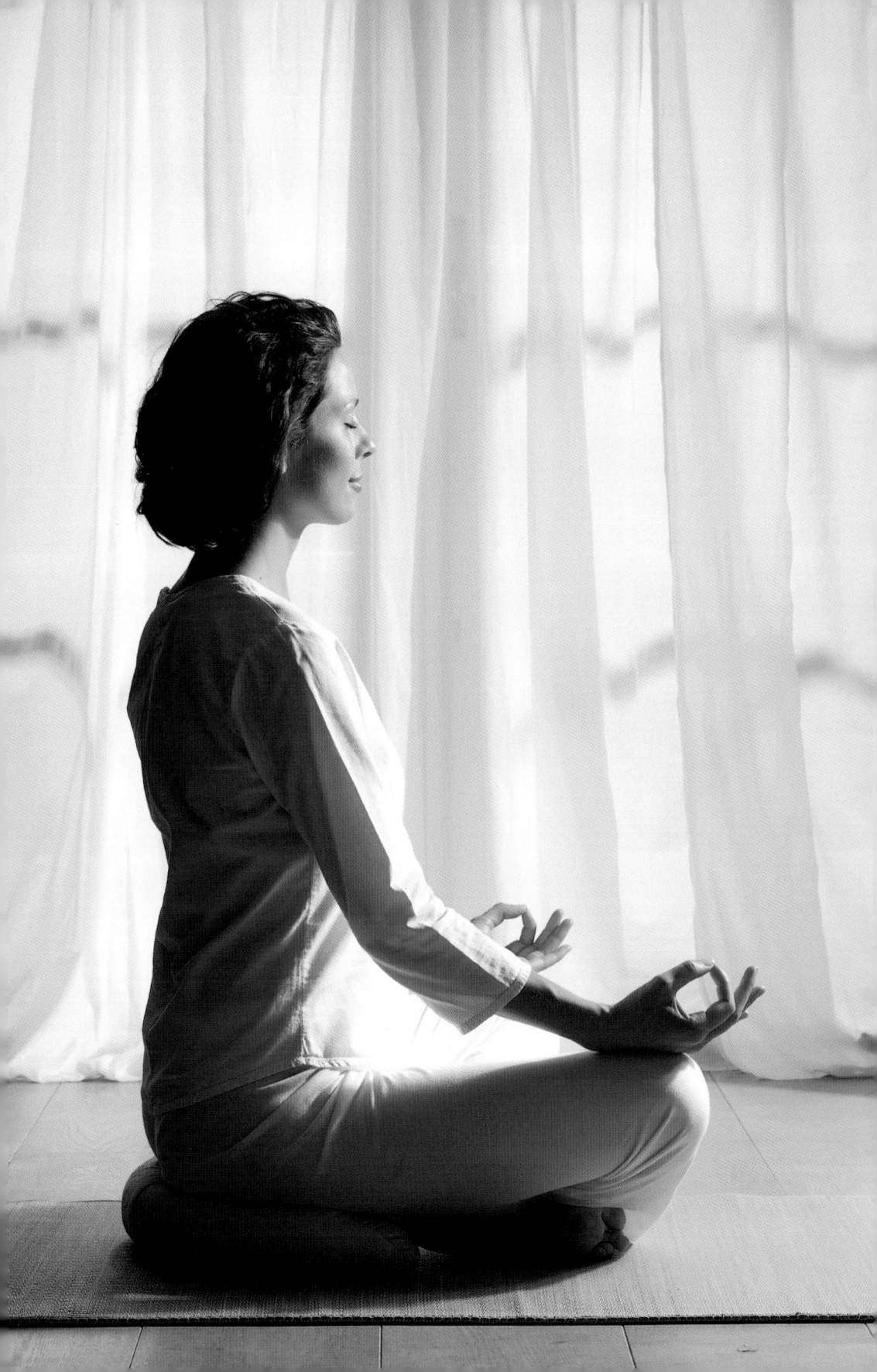

CHAPTER 1

호흡에 대한 탐구

호흡 수련법들에 대한 탐구를 시작하기 전에, 호흡기계가 실질적으로 어떻게 작용하는지 이해하는 것이 필요하다. 그래서 먼저, 호흡기계의 육체적 구조(해부학적 측면)와 공기가 들어가고 나갈 때 발생하는 작용들(생리학적 측면)에 대해 배울 것이다. 폐와 콧구멍을 최대한 잘 활용하고 있는지를 점검할 수 있는 기법들도 소개한다.

뒤이어 호흡하는 방법에 대해 더 깊게 이해할 수 있도록 미세 에너지의 해부학적 체계에 대해 살펴보고, 인도 요가 철학에서 일괄하여 프라나라고 부르는 몸속 다섯 에너지를 육체적인 호흡 수련으로 어떻게 운용하는지 설명한다. 또 에너지 체계를 정화하기 위한 실용적인 기법들도 소개할 것이다. 이 장을 읽은 후에는 호흡이 어떻게 육체적·정신적·감정적인 건강 상태를 유지하는 데 버팀목이 되는지 이해할 수 있을 것이다. 이로써 우리는 어떠한 건강치 못한 패턴을 변화시킬 수 있는 도구를 갖추게 된다.

마지막으로 수련 장소, 수련복, 시작할 때 편안하게 앉는 방법 등 호흡 수련을 하는 데 실질적으로 필요한 모든 정보를 제공한다.

어떻게 호흡하는가

호흡기계는 콧구멍과 굴(窟)·공동(空洞)·인두(咽頭)·후두(喉頭)·기관(氣管)·기관지(氣管支), 폐를 포함하여 코에서부터 폐까지 뻗어 있다. 이 계(系)는 산소를 체내로 흡입하고 노폐물을 배출하는, 생명 유지에 필요한 두 가지 기능을 한다. 그리고 인간의 독특한 특성이라 할 수 있는 말을 할 수 있게 한다.

호흡기계의 첫 번째 임무는 숨을 들이쉴 때마다 대기의 공기를 폐로 끌어들이는 것이다. 폐로 들어온 공기 중의 산소는 혈액의 흐름 속으로 흡수되어 몸 속의 각 세포에 전달된다. 만약 산소가 제대로 전달되지 않으면 세포는 몇 분 내에 죽을 것이다. 호흡기계의 두 번째 임무는 정화다. 숨을 내쉴 때마다 신진대사의 부산물인 가스 노폐물이 몸 밖으로 배출되는데, 이때 공기는 성대를 지나간다. 이처럼 호흡기계는 다른 신체 체계와는 달리 깨끗한 내부 영역과 세균이 득실거리고 오염된 외부 환경 간의 접촉이 잦다.

코와 공동

코는 호흡 작용과 연관된 첫 번째 신체 부위인 동시에 생존을 위해 신체를 보호하는 데에도 중요한 역할을 한다. 냄새를 맡는 가장 원초적인 감각인 후각 메커니즘의 근원으로서 코는 임박한 위험을 경고한다. 자연은 또한 폐의 섬세한 내부를 보호하기 위하여, 흡입하는 공기 중 오염 물질을 거를 수 있는 이상적인 메커니즘으로 코를 설계하였다. 각 콧구멍은 연골로 이뤄진 골질의 구조물, 즉 격막에 의해 분할된 공기 통로로 이어진다. 콧구멍 내부에는 섬모라는 미세한 털이 늘어서 있다. 이 거름망이 있기에, 코로 숨을 들이쉬면 공기 중의 먼지, 꽃가루, 세균, 오염 물질을 걸러 내 정화할 수 있다. 거름망이 없는 입으로 호흡하면 결과적으로 입이 마르고 목이 아프거나 감기에 걸린다. 그러므로 감기로 코가 막혔거나 뛸 때와 같이, 코로 편안하게 들이쉴 수 있는 양보다 더

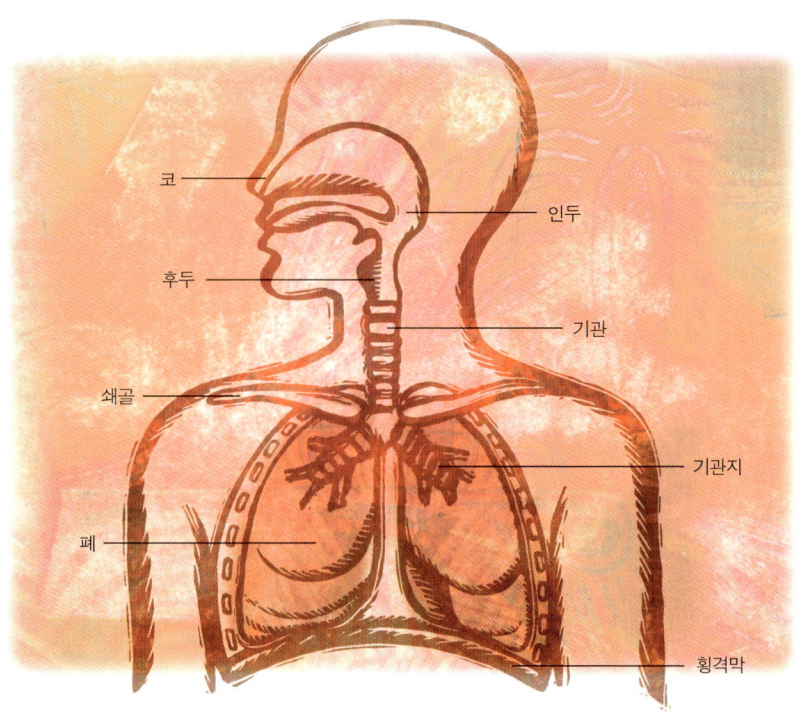

많은 공기가 필요할 때만 입으로 호흡하는 것이 좋다. 또한 코로 호흡하면 들어오는 공기를 축여, 코와 인후(목구멍), 호흡기 통로를 따라 분포되어 있는 세포 점막을 촉촉하게 유지할 수 있게 함으로써 호흡기계를 보호한다. 이 점막은 표면이 끈끈하여 먼지와 박테리아를 흡착함으로써 두 번째 방어선이 되는데, 입으로 호흡하면 세포 점막이 말라 이 기능의 효과가 떨어진다. 그뿐 아니라 코로 호흡하면 비강과 공동이 들이쉰 공기를 체온 정도로 데워서 찬 공기가 호흡기계를 자극하지 않도록 한다. 규칙적인 코 호흡은 광대뼈와 이마 뒤 두개골 내에 있는 빈 공간 같은 공동들을 정화한다. 감기나 건초열로 인해 염증이 생길 때나 이들을 자각할 수 있는데, 공동이 깨끗하면 공기의 선순환이 촉진되어 밝고 맑은 기분이 들고 두통이 없어진다. 이들 공동은 또한 당신의 목소리에 공명한다.

호흡의 힘 THE POWER OF BREATH

폐와 인후 그리고 가슴 부위

공기는 콧구멍으로 들어온 다음, 인후 뒤쪽 아래로 내려가 후두를 지나간다. 이 '후두'에는 성대와 소리를 내는 데 작용하는 근육이 포함되어 있다. 후두를 지난 공기는 기관을 지나 두 개로 나뉜 기관지로 내려간다. 여기서부터 호흡기계의 생김새는 포도송이와 유사하다. 각 기관지는 다시 나뉘어져서 한 층의 세포로 된 통로가 될 때까지 더욱 더 작아진다. 각 통로는 작은 공기 주머니, 즉 폐포에서 끝난다. 폐는 수백만 개의 아주 작은, 포도송이처럼 생긴 주머니 모양의 폐포로 이루어져 있다. 각각의 폐포를 하나씩 에워싸고 있는 세포막은 모세혈관망으로 둘러싸인 얇은 층의 세포들로 이뤄져 있다. 가장 중요한 가스 교환이 여기서 일어난다.

 폐와 심장은 갈비뼈 사이의 근육들에 의해 움직이는 흉곽(가슴우리)으로 둘러싸여 있다. 이들 근육은 숨을 들이쉴 때 팽창하고, 내쉴 때 갈비뼈 사이가 더 가까워지며 수축한다. 흉강(가슴안)의 바닥면에는 횡격막(가로막)이라 불리는 편평한 근육이 있는데, 횡격막은 흉강과 복강(배안)을 분리시킨다. 횡격막이 아래로 팽창할 때 흉강은 진공상태가 되며, 곧바로 숨을 들이쉬게 되어 공기가 쏟아져 들어오면서 메워진다. 일단 횡격막이 이완되면 숨을 들이쉬게 되고, 이어 횡격막은 수축되어 위로 움직이며 폐에서 공기가 나가도록 압력을 가한다. 호흡을 올바르게 하고 있다면 횡격막이 아래로 움직이자마자 복강으로 확장되어서 복부가 부드럽게 팽창하게 된다. 숨을 내쉴 때 복부는 수축된다. 자연스럽게 호흡하고 있는 아기의 들어가고 나오는 배를 관찰해 보면 이를 쉽게 확인할 수 있다.

가스의 교환

보통의 성인은 평상시 분당 15에서 18회 호흡하는데, 숨을 들이쉴 때마다 대략 0.5리터의 공기를 폐로 흡입하고, 내쉴 때마다 동일한 양의 공기를 배출한다. 들이쉰 공기에는 질소 79퍼센트, 산소 20퍼센트, 이산화탄소 0.04퍼센트와 함께 다른 가스들과 수증기가 극소량 포함되어 있다. 내쉬는 공기의 경우 질소는 동일한 양이 들어 있으나 산소 함량은 16퍼센트로 감소되고 이산화탄소는 4퍼센트로 증가한다. 즉, 들숨과 날숨 사이의 가장 큰 변화는 4퍼센트만큼의, 산소와 이산화탄소의 교환이다.

들이쉬는 공기에서 산소는 작은 구멍이 많은 점막의 폐포, 즉 아주 작은 공기낭을 통과하여 모세혈관으로 들어간다. 그리고 숨을 내쉴 때 혈액 속의 이산

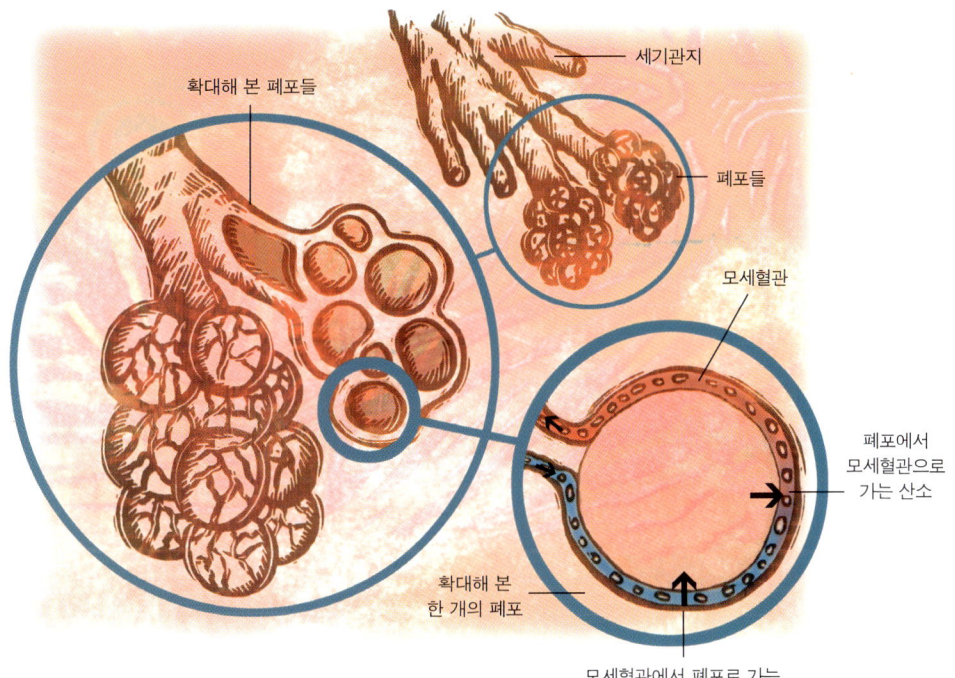

화탄소가 폐포로 옮겨진다. 폐에서 산소를 공급받은 혈액은 심장으로 가서 몸 전체로 퍼져나감으로써 모든 세포에 산소와 영양분을 전달한다. 또한 이산화탄소 등의, 신진대사로 생기는 세포 속 가스 노폐물들을 모아 폐로 실어 와서 내보낼 준비를 한다.

CHAPTER 1 호흡에 대한 탐구

에너지 호흡

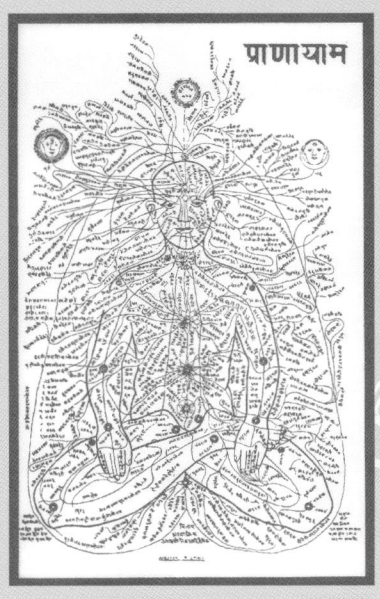

미세 에너지 통로, 즉 나디와 주요 차크라들 중
일부를 보여 주는 인도의 전통적인 신체도(32~33페이지 참조)
출전 : 『Subtle Body : Essence and Shadow』 by David V. Tansley

무엇이 생명 유지 과정에 동력을 공급하여서 육체적 신체가 움직이고 호흡할 수 있게 활력을 주는가? 또 무엇이 감각기관들뿐 아니라 인식하고 생각하고 행동하는 방식을 조절·통제하는가? 고대의 요가 문헌들은 프라나로 알려진 미세 에너지라고 대답한다. 프라나는 물질적인 신체 에너지가 아닐뿐더러, 신경계의 전기 자극과 상당히 다르다. 그렇지만 몸 전체를 통해 흐르고 호흡을 통해서 나타난다. 호흡법을 바꿈으로써 생명 유지에 필수적인 이 에너지의 힘을 조절할 수 있다.

산스크리트어로 프라나(prana)는 보통 '절대적으로 필요한 공기' 또는 '생기 에너지', '생명 유지에 필수적인 에너지'로 번역된다. 그러나 이들 중 어떤 것도 실제로는 프라나를 정확히 설명하지 못한다. 최근까지 서구 문명에서 이 관념은 결여되어 왔기 때문에 영어나 서구의 어떤 언어로도 번역할 수 없는 것이다. 중국의 태극(太極, 중국 철학에서 우주 만물의 근원이 되는 실체를 가리킴)이나 일본의 영기(靈氣, 신령스러운 기운)가 가장 유사한 용어다. 침술과 반사학(엄밀하게 객관적인 입장에서 행동과 생체를 연구하는 학문)에서, 혹은 동양의 무예를 수련하는 대부분의 사람들은 프라나를 이해하고 운용할 줄 안다.

프라나는 몸과 마음, 호흡을 '관장'하는 각각의 양태에 따라서 다섯 범주로 나뉜다. 앞서 밝힌 바와 같이, 이 책의 주요 장들에서는 이들 5종의 프라나를 운용하는 기법을 설명할 것이다.

에너지의 주요한 통로

프라나는 나디(nadi)라고 불리는 미세한 에너지 통로를 통해서 흐른다. 우리 몸에는 대략 72,000개의 나디가 몸 전체를 관통하여 교차하고 있다. 나디를 에너지 고속도로망을 이루는 도로들로 생각해도 좋은데, 이들 길 위를 오가는 차가 바로 프라나다. 차가 막히지 않고 자유롭게 왕래하듯 프라나가 자유롭게 왕래하고 있다면, 전체 체계가 잘 작동하고 있는 것이다. 그러나 나디가 막히면 그 부위에 프라나의 흐름이 감소되거나 심지어 차단되기도 한다. 이런 식으로 생명 유지에 필수적인 에너지 자양분을 공급받지 못하면 특정 부위가 약화되거나 병든다. 즉, 원기 왕성한 건강 상태를 유지하려면 프라나가 방해받지 않고 흘러야만 한다. 이를 고무하는 방법들 중 하나가 바로 호흡 기법을 수련하는 것이다.

주요 나디들

호흡에 대해 탐구할 때는 72,000개의 에너지 통로 중 세 개의 나디가 특별히 관심의 대상이 된다. 이다(ida), 핑갈라(pingala), 수슘나(sushumna) 에너지 통로가 바로 그것이다. 이다와 핑갈라는 각각 척주 왼쪽과 오른쪽으로 흐르고, 척주에 있는 것으로 추정되는 수슘나는 중앙 통로로 알려져 있다. 오른쪽과 왼쪽의 통로는 마음의 속성과 연관되어 있고(66~69페이지 참조), 호흡이 이들 통로 중 하나로 흐르면 각 통로에 해당하는 속성이 나타난다. 우리는 다양한 호흡 기법을 통해 왼쪽과 오른쪽 통로를 통해 호흡을 흐르게 할 수 있다.

호흡이 양쪽으로 고르게 흐르는 유일한 때는 명상할 때다. 이때 호흡은 중앙 에너지 통로로 들어서고 뇌의 양반구가 균형을 이룬다. 명상 상태에 도달하기 위해서 고대의 요가 수행자들은 '프라나야마(pranayama)'라고 불리는 호흡 수련 기법을 발전시켰다. 프라나야마 수련은 하타 요가의 주요 수련법들 가운데 하나다. (174페이지 참조)

에너지 중심, 차크라

둘 또는 그 이상의 나디들이 만나는 지점은 차크라(chakra, 산스크리트어로 '바퀴'라는 의미)로 알려져 있는 에너지의 합류점을 형성한다. 에너지로 이루어진 회전하는 공 모양의 이 차크라들을, 수많은 전선줄이 들어오고 엄청난 양의 정보가 배분되어 나가는 다차원적인 전화 교환국으로 생각해도 좋다. 에너지 고속도로보다 교차하는 나디들이 막히는 경향이 더 많기 때문에, 많은 호흡 기법이 이들 에너지 합류점을 정화하는 것을 목적으로 한다. 차크라가 정화되면 프라나는 막힘없이 다시 흐를 수 있다.

중앙 에너지 통로인 수슘나에는 일곱 개의 주요 차크라가 있다. 차크라들은 각각 정수리, 이마, 인후, 심장, 태양신경총, 하복부, 척주 맨 아래 끝 부위에 있으며 각기 다른 감각, 감정 유형, 마음의 속성, 신체 기능을 지배한다. 에너지 체계에서 에너지가 차크라들을 통과하여 상승할 때, 위로 올라갈수록 차크라는 더욱 미세해진다.

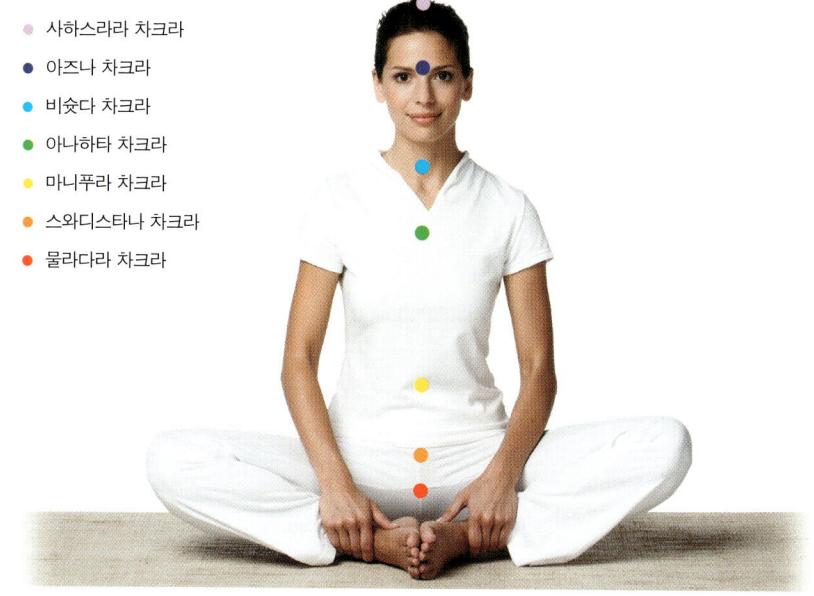

- 사하스라라 차크라
- 아즈나 차크라
- 비슏다 차크라
- 아나하타 차크라
- 마니푸라 차크라
- 스와디스타나 차크라
- 물라다라 차크라

7개의 주요 차크라

사하스라라 차크라(SAHASRARA CHAKRA)
정수리에 있다. 스스로를 제한하는 한계를 넘어 과감히 나아가기 위한 영감을 받는 곳이다. 이 차크라에 집중하여 호흡 기법을 수련하면 신성과의 연결성을 계발하는 데 도움이 되고 감각 능력을 경이적으로 높일 수 있다.

아즈나 차크라(AJNA CHAKRA)
이마 중앙에 있다. 다섯 요소(공, 풍, 화, 수, 지)와 감각을 넘어서 있고 영감과 상상력의 자리다. 이 차크라에 집중하여 호흡 기법을 수련하면, 이해력과 지혜가 높아지고 삶의 목적을 밝히는 데 도움이 된다.

비슛다 차크라(VISHUDDHA CHAKRA)
인후에 있다. 에테르, 즉 공(空) 요소와 청각과 관련되어 있다. 소통의 에너지적 중심으로, 이 차크라에 집중하여 호흡 기법을 수련하면 고요해지고 소통 능력이 향상된다.

아나하타 차크라(ANAHATA CHAKRA)
심장 부위에 있다. 풍(風) 요소와 촉각, 사랑과 관련되어 있다. 이 차크라에 집중하여 호흡 기법을 수련하면, 연민과 관용의 마음을 계발하는 데 도움이 된다.

마니푸라 차크라(MANIPURA CHAKRA)
태양신경총 부위에 있다. 화(火) 요소와 시각과 관련되어 있다. 몸의 동력 센터이자 소화의 불이 있는 곳이다. (84페이지 참조) 이 차크라에 집중하여 호흡 기법을 수련하면, 의지력을 이용하고 자신의 욕망을 깨닫는 데 도움이 된다.

스와디스타나 차크라(SWADHISTHANA CHAKRA)
아랫배 부위에 위치하고 있다. 수(水) 요소와 미각과 관련되어 있다. 이 차크라는 창조 에너지를 구체적으로 표현한다. 또한 성욕과 계획, 욕망의 자리로, 이 차크라에 집중하여 호흡 기법을 수련하면 시대의 흐름을 따라가고 삶이 제공하는 모든 것을 음미하는 데 도움이 된다.

물라다라 차크라(MULADHARA CHAKRA)
척주의 맨 아래 끝에 있다. 지(地) 요소와 후각과 연관되어 있다. 쿤달리니(kundalini)로 알려져 있는 거대한 잠재 에너지의 자리로, 이 에너지는 깨워 주기를 기다리면서 똬리를 틀고 잠들어 있다고 한다. 이에 집중하여 호흡 기법을 수련하면 정착하고 마음의 안정성을 유지하는 데 도움이 된다.

스트레스 완화를 위한 호흡

호흡과 스트레스 사이의 연관성을 이해하고자 한다면 압박을 받거나 걱정이 있을 때 근육이 얼마나 경직되는지, 호흡은 얼마나 빨라지고 믿을 수 없을 만큼 얕아지는지를 지켜보라. 이는 투쟁·도주 메커니즘(fight-or-flight mechanism)으로 알려진 본능적 반응으로, 육체적 위험에 직면했을 때 방어하거나 달아나기 위해 근육을 준비시켜서 몸이 위험에 대비할 수 있게 한다. 삶이 주는 압박감으로 인해 이런 반응은 하루에도 수차례 일어난다. 가령 교통 체증에 시달리거나 마감 시간을 지키지 못할 때, 또는 전화가 계속 오는 상황에 직면할 때다.

일반적으로 교통 체증에서 도망가는 것은 불가능하고 상사나 전화기와 싸우는 것도 좋은 생각은 아니다. 소리치거나 울거나 담배를 피우는 것 등의 '자기 파괴적'인 방식을 선택하기보다는 몇 차례 깊이 호흡하라. 깊은 호흡은 투쟁·도주 메커니즘에 대한 가장 단순한 해결 방법으로, 몸의 체계를 더 편안한 상태로 되돌린다. 그러나 평상시에 깊이 호흡하는 것에 익숙하지 않다면, 스트레스 상황에서 깊고 충분하게 호흡하는 것은 사실상 불가능하다. 그러므로 호흡 수련법을 활용하여 깊은 호흡의 스트레스 감소 효과를 경험해 보라.

이와 함께 깊게 호흡함으로써 사고의 명료함을 증진하고 분주한 마음에서 오는 잡념도 극복할 수 있다. 또 도전적인 상황에서 감정이 흔들리지 않도록 고무하고 까다로운 사람을 차분히 대할 수 있게 된다. 고대 요가 문헌들은 이 효과를 호수나 대양에 비유하여 설명한다. 사나운 날씨는 물속의 침전물을 휘저어 흙탕물로 만들지만 바람이 잦아들면 진흙은 차츰 가라앉고 물은 깨끗해진다. 마찬가지로 호흡을 빠르게 할수록 생각은 더 분산되고, 감정이 마음을 휘젓는다. 반대로 이완하여 깊고 긴 호흡을 하면, 사고가 더 명료해지고 마음은 더 맑아진다. 결과적으로 내적 회복력과 정신적 유연성이 강화되어 평온한 느낌과 함께, 자율성이 강화되는 느낌을 가질 수 있다.

CHAPTER 1 호흡에 대한 탐구

호흡 지켜보기

이 수련법은 스트레스 상황에서 마음을 고요하게 만든다.

우선 45~47페이지에서 권하는 자세들 중 하나를 선택하여 편안하게 앉는 것으로 시작한다. 그런 다음 눈을 감고 그저 들어오고 나가는 숨을 지켜보라. 그 외에는 아무것도 하지 않는다. 호흡을 바꾸려 하거나 의식적으로 천천히 하려 노력하지 않는다. 준비가 되었다고 느끼면 아래 1단계를 시작하라.

1. 등을 곧게 펴고 앉는다. 입술을 부드럽게 다물고 코로 호흡한다. 코로 들어와서 목구멍 뒤로 빠르게 넘어가는 공기를 느낀다. 공기가 기관으로 내려가서 기관지를 지난 다음, 폐로 들어가 가득 채운다고 상상한다.

2. 들이쉬는 숨의 끝에서, 이 숨이 내쉬는 숨으로 바뀔 때 호흡이 아주 짧게 정지하는 순간을 주목하라.

3. 코로 숨을 내쉴 때 스스로 공기를 비우고 있는 폐를 알아차린다. 위로 올라와 목구멍을 지나서 코를 통해 나가는 호흡을 심상화(마음속으로 그리기)한다.

4. 내쉬는 숨의 끝에 약한 숨결이 윗입술을 스치는 것을 느껴라. 그런 다음, 다시 숨이 들어오기 전에 내쉬는 숨이 멈추는 짧은 순간을 알아차린다.

5. 위의 과정을 반복하며 이번에는 숨을 들이쉴 때마다 즐거이, 생명 유지의 필수 에너지를 들이마신다고 심상화하라. 숨을 내쉴 때 이산화탄소를 비롯한 노폐물들을 배출함과 동시에 억눌려 있는 모든 감정을 의식적으로 풀어서 나가게 한다.

6. 지속적으로 호흡을 지켜보고 들어라. 호흡이 차츰 고요해지고 느려질 때 마음 역시 고요해지고 느려지는 것을 주목하라.

7. 호흡에 마음을 완전히 집중하고 10분에서 20분간 앉아 있으려 노력하라. 마음이 산란해질 때마다 호흡으로 생각을 되돌린다. 마지막에는 서서 스트레칭하고, 얼마나 많이 더 고요함을 느끼고 있는지 알아차린다.

호흡 평가하기

이 책의 실천 수련에 근거한 장들(2~6장)을 시작하기 전에 우선 다음의 네 가지 질문을 읽어 보고 현재 자신의 호흡 습관을 분석해 보는 것이 중요하다. 이들 질문은 가장 일반적인 나쁜 호흡 습관들 중 몇 가지를 구분하는 데 도움이 된다. 일단 해결법을 통달하면 자신이 호흡을 더 깊고 편하게 하고 있다고 느끼게 되어, 이번 장과 다음 장에서 설명하는 실질적인 호흡 수련을 자유롭게 시작할 수 있을 것이다.

1. 코로 호흡하는가, 입으로 호흡하는가?

감기에 걸리거나 격렬한 운동을 하는 것이 아니라면 항상 코로 호흡하려고 노력하라. 코는 호흡기계에서 여과기 역할을 하는데, 들이마시는 공기 중에 있는 박테리아와 불순물을 정화한다. 또 공동을 건강한 상태로 유지하는 데 도움이 되기도 한다.

부테이코 기법(Buteyko method)의 치료사를 포함해서 일부 호흡 수련자들은, 자신이 코로 호흡하는지 입으로 호흡하는지 점검하기 위해 짧은 시간 동안 테이프로 입을 막아 두라고 권한다. 괜찮다면 이렇게 해 보라. 약국에서 의료용 종이테이프를 사서, 5~8센티미터가량을 잘라 입술 위에서 아래까지 세로로 붙인다. 튼튼하게 붙어 있도록 살짝 눌러 준다. 대략 30분 동안 침묵하면서 움직여라. 예컨대 야채를 썰거나 이메일을 확인하거나 또는 텔레비전을 보면서.

주의: 많이 힘들면 즉각 입에서 테이프를 떼어 낸다. 감기에 걸렸거나 코가 막혀 있거나 술을 마셨거나 또는 수면제나 진정제, 근육 이완제를 먹었다면 하지 않는다. 절대로 아이들의 입을 테이프로 막아서는 안 된다.

해결책: 위의 진단 기법을 해 본 뒤, 코로 호흡하는 것이 편하게 느껴지지 않으면 40~41페이지에서 설명하는 정화 기법들 중 하나를 수련하라. 이 기법들은

콧구멍을 정화하여 깨끗하게 만드는 데 도움이 된다. 더불어 입으로 호흡하는 습관을 그만둘 수 있게 도와주기도 한다.

바른 호흡을 막는 일반적인 장애 해결하기

- 코와 공동 둘 다 또는 둘 중 하나가 막힘(일단 감기가 나으면 질문 1을 보라.)
- 가슴 부위의 경직(질문 3을 보라.)
- 위가 가득 차 있거나 장이 팽창함(식후 2~3시간 기다렸다가 질문 2와 3에 답하라.)
- 나쁜 자세(질문 4 참조)
- 과도한 신경성 긴장(4가지 진단 질문 모두에 답하기 전에 호흡을 관찰해 보라. 35페이지 참조)

2. 호흡이 얕은가, 깊은가?

대부분의 사람들은 폐의 윗부분만을 사용해서 얕게 호흡한다. 편평한 바닥에 등을 대고 누워서 호흡의 깊이를 가늠해 보라. 단, 침대와 같이 푹신한 바닥은 안 된다. 머리나 목 뒤에 쿠션을 받친다. 다리를 벌리고 발은 이완하며 어깨는 가볍게 흔들어서 편다. 머리를 양옆으로 부드럽게 구르듯 움직여 준 다음, 중앙에 바르게 둔다. 손바닥을 배꼽 주위에 얹어 놓고 천천히 길게 호흡하면서, 들이쉴 때마다 복부가 올라가고 내쉴 때마다 내려가는 것을 느껴 보라. 복부를 팽창시키면서 폐의 아랫부분까지 공기가 도달할 만큼 마시려고 노력한다.

해결책 : 복부가 움직이는 것을 느낄 수 없다면 책 몇 권을 복부 위에 올려놓아라. 그런 다음 팔을 몸에서 45도가량 벌리고 손바닥은 위로 향하게, 손가락은 자연스럽게 구부러지도록 해서 바닥에 내려놓는다. 머리가 바닥에 닿은 상태를 유지하면서 눈을 뜨고 앞을 바라보라. 깊게 호흡하면, 들이쉴 때 책이 올라

가고 내쉴 때 내려갈 것이다. 아이에게 이 훈련을 시킬 경우, 책 대신 인형이나 보드랍고 말랑말랑한 장난감을 복부 위에 올려놓고 호흡을 사용해서 그것들을 태워 주라고 말한다.

3. 폐의 일부분만 활용하고 있는가, 전체를 충분히 활용하고 있는가?

깊은 복식호흡을 완성하고 나면 폐 전체를 완전하게 활용하고 있는지 보라. 다리를 교차하여 바닥에 앉거나, 등을 곧게 펴고 의자에 앉아서 바닥에 발을 편평하게 놓아라. 등을 바르게 하고 흉골을 들어 올리고 어깨를 이완하라. 배꼽 가까이에 한 손을 얹고 다른 손은 가슴 부위 아래와 허리 위 사이, 즉 명치 부위에 둔다. 손의 움직임에 주목하라. 숨을 들이쉴 때 아래에 있는 손이 먼저 움직인 뒤 위에 있는 손이 움직여야 하고, 내쉴 때는 역순이 되어야 한다. 숨을 들이쉴 때 손이 움직이지 않거나 약간만 움직이는 것은 폐를 충분히 사용하지 못하고 있다는 증거다.

해결책 : 더 완전하게 폐를 사용하는 법을 익히기 위해 앞에서처럼 손을 명치 부위에 대고 앉아서 눈을 감고 폐를 길고 얇은 풍선으로 심상화한다. 숨을 들이쉴 때 깊은 호흡으로 풍선의 아랫부분을 채운다고 상상하라. 그런 다음 중간부분을 부풀리고 있다고, 마지막으로 윗부분을 공기로 채운다고 상상한다. 먼저 복부가, 다음으로 가슴 부위가, 마지막으로 가슴의 윗부분이 확장되는 것을 느껴라. 숨을 내쉴 때는 앞의 전 과정이 역으로 일어나는 것을 느껴라. 이 기법을 통달하는 데 며칠 정도 걸릴 것이다.

4. 어깨를 구부리고 있는가?

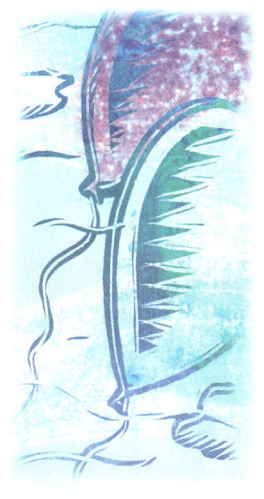

이번에는 호흡을 관찰하면서 계단을 빨리 올라가며 얼마나 빨리 숨이 차는지 알아차린다. 그런 다음 어깨뼈(견갑골)를 살펴보라. 넓게 벌어져 있는가? 어깨뼈가 좁아진 상태에서는 등과 어깨가 구부정해지고 가슴 부위가 움츠러들어 호흡을 깊게 하기 어렵다.

해결책 : 어깨가 구부러져 있으면 가슴을 펴고 어깨뼈를 등 뒤에서 모아 허리 방향으로 당긴다. 이 자세는 복부에 가해지는 불필요한 압박을 제거해 주고 횡격막이 쉽게 움직일 수 있게 하여 즉시 더 깊게 호흡할 수 있도록 한다. 이제 호흡과 걸음을 서로 조율하라. 첫 두 걸음을 걷는 동안 숨을 들이쉬고 다음 두 걸음을 걸으며 숨을 내쉬어라. 리듬감 있는 호흡은 이산화탄소를 더 잘 배출하게 하고, 폐가 더 많은 산소를 흡수할 수 있게 한다.

호흡기계 정화하기

호흡 수련의 첫째 목적은 호흡기계를 정화하고 강화하는 것이다. 여기서 설명하는 정화법은 다른 호흡 수련을 시작하기 전에 콧구멍과 공동을 정화하는 훌륭한 기법들이다.

멈추었다 내쉬기

입을 다문 상태를 유지하며 코로 숨을 들이쉬었다 내쉰다. 이제 코를 막아라. 코를 푼다고 상상하면서, 입을 다물고 내쉬려는 압력을 부드럽게 가하며 5초가량 유지한다. 손을 떼고 부드럽게 코로 호흡한다. 부테이코 기법 수련자들은 이 정화법을 매일 3회에서 5회 정도 실천하기를 권한다.

네티 정화법

식염수로 콧구멍과 공동을 세척하면 먼지와 꽃가루, 과도한 점액질을 제거하고 천식이나 알레르기 등의 호흡기 문제를 완화하는 데 도움이 된다. 요가 용품점, 건강식품점, 약국, 혹은 인터넷에서 네티(neti) 포트를 살 수 있다.

먼저, 콧구멍을 볼 수 있게 거울 앞에 선다. 1/2 티스푼 양의 정제 천일염을 미지근한 물 한 컵에 녹인 후 네티 포트에 담는다. 입을 계속 다물고 있는지 확인하면서, 세면대에 기대어 숨을 들이쉰 뒤 멈춘다. 이때, 가글하는 것처럼 목구멍 뒤쪽을 단단히 조인다. 머리를 왼쪽으로 기울이고 물을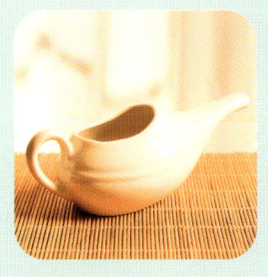
천천히 오른쪽 콧구멍으로 붓는다. 그러면 물이 중력의 영향을 받아 왼쪽 콧구멍으로 나올 것이다. 숨을 들이쉬지 않는다. 코로 숨을 내쉬고 머리를 오른쪽으로 기울인 다음, 왼쪽 콧구멍으로도 동일하게 반복한다.

정화 호흡(정뇌 호흡: 카팔라바티 KAPALABHATI)

이 호흡법은 호흡기계를 정화하는 한편, 폐의 기능을 강화하고 증진한다. 규칙적으로 수련하면 몸 전체 체계의 불순물을 아주 철저하게 제거하여 양호한 건강 상태를 유지할 수 있고, 내부에서 이는 빛으로 인해 얼굴 역시 빛나게 된다. 산스크리트어 카팔라(kapala)는 '두개골'을, 바티(bhati)는 '빛남', '광휘'를 뜻한다.

다른 호흡 수련을 시작하기 전에 이 정화 호흡법을 수련한다. 수련하는 데 필수적인 '펌프 작용'의 메커니즘을 이해하기 어려우면, 이 수련에 통달한 경험 많은 요가 지도자의 조언과 지도를 구하라.

1. 등을 곧게 펴고 머리를 바르게 세워 앉아서 시작한다. 이때 다리를 교차하고 앉는 편이 낫다. (45~47페이지 참조) 코로 2~3회 깊게 호흡한다.

2. 숨을 들이쉬고 복부 근육을 빠르게 수축한 뒤 즉각 풀어 주는 식으로, 리듬감 있게 펌프질을 시작하라. 대략 20~25회 정도 한다. 빠른 수축은 횡격막을 위로 움직이게 하여 폐에 있는 신선하지 않은 공기를 내보내 목구멍의 공동 속으로 들어가게 하고, 콧구멍을 통해 강제로 배출하게 한다. 내쉴 때마다 숨은 짧고 빠르며 소리가 나게 쉰다. 숨을 강제로 내쉴 때마다 복부를 즉각 이완하면 자동적으로 숨이 들어올 것이다. 강제로 숨을 들이쉬려 하지 말고 그저 폐가 열려서 신선한 공기로 채워지게 두라. 들이쉬는 숨은 수동적이고 조용하게 일어날 때가 언제나 최상이다.

3. 20~25회가량 펌프질을 마치고 내쉬는 숨으로 끝낸다. 그런 다음 2~3회 깊은 호흡을 해서 평소의 호흡 상태로 돌아오게 한다. 여기까지 하면 한 라운드가 끝난다.

4. 다른 호흡 수련을 하기 전, 20~25회 펌프질하는 이 한 라운드를 기준으로 2~3라운드 정도 해 준다. 펌프질 횟수를 차츰 늘려서 매 라운드 30~50회가 되게 한다. 그런 다음 이완한다.

주의: 임신 중에는 절대 수련하지 않는다.

언제, 어디서 호흡할 것인가

호흡 수련을 통해 최대의 효과를 보려면 규칙적으로 수련하는 습관을 들이고, 매일 특정한 시간을 빼 두었다가 그 시간에 하는 것이 최선의 방법이다. 가장 적합한 시간대는 해가 뜰 때와 질 때, 그리고 정오다. 왜냐면 이때 호흡이 오른쪽 에너지 통로(핑갈라)와 왼쪽 에너지 통로(이다) 사이에서 보다 균등하게 균형 잡힌다고 생각되기 때문이다. (31페이지 참조) 해가 떠오를 때 수련하면 부가적인 이익을 얻을 수 있는데, 여름보다 겨울에 더 그렇다.

수련하기에 알맞은 시간

아침에 일어나 첫 번째로 하는 일이 호흡 수련이라면, 정신적으로나 정서적으로 더 균형 잡히고 준비가 잘 된 상태로 바쁜 하루를 맞을 수 있으리라는 느낌을 받는다. 이것이 불가능하다면, 그 대안으로 점심시간을 수련 시간으로 선택할 수도 있다. 퇴근 후에 수련한다면 저녁을 먹기 전에 하거나 먹은 후 두세 시간이 지난 후에 하라. 절대 위장을 가득 채운 상태에서 수련하지 않는다.

가능한 한 덜 산만한 때를 수련 시간으로 빼 둔다. 자녀가 있다면 아침에는 아이들을 학교에 데려다 준 후를, 저녁에는 아이들이 잠자리에 들고 난 후를 수련 시간으로 정하라. 마찬가지로 전화기와 텔레비전을 비롯하여 정신을 산만하게 만드는 전자 제품들을 모두 꺼둘 수 있는 때가 좋다. 호흡 수련은 기운을 북돋우는 경향이 있으니, 잠자리에 들기 두 시간 전부터는 수련하지 않는 것이 좋다.

수련하기에 알맞은 장소

수련이 가능할 때마다, 공원이나 정원의 한적한 장소 같은 야외의 평화로운 장소를 선택하라. 자연 속, 특히 물이 흐르는 곳과 가까운 장소는 수련하기에 최상의 장소다. 인도의 요가 수행자들은 수천 년 동안 갠지스 강 둑에서 호흡 수련을 해 오고 있다. 도시에서 살거나 자연 속에서 수련하기 어려운 날씨라면 공기가 잘 통하는 방에서 수련하라. 단, 이때 너무 덥지 않게 해야 한다는 점을 명심하라. 호흡 수련으로 체온이 올라가는 경향이 있기 때문이다. 가급적 천연 소재로 만든 헐렁한 옷을 입는 것이 좋다.

호흡의 힘 THE POWER OF BREATH

바르게 앉는 법

호흡 수련을 할 때는 폐가 충분히 팽창할 수 있는 공간이 필요하다. 바닥에서 직각이 되도록 척주와 머리를 세우고 어깨를 이완하여 앉으면, 그 공간이 확보된다. 이 자세로 인해 또한 몸 전체 에너지의 흐름이 촉진되는 한편, 집중력과 고요함이 더해진다. 앉는 자세가 더 안정될수록 집중이 더 잘되고 고요해지며 활력적이게 된다. 수련을 시작할 때 다음에 설명하는 앉는 방법들 중에서 가장 편안하다고 느껴지는 것을 선택하라. 숙달되면 좀 더 다양한 방식을 시도해 본다. 완전한 자세란 힘들지 않게 하는 것이란 점을 명심하라. 호흡 수련을 위해 앉아 있는 동안, 몸이 긴장하면 다리를 쭉 폈다가 편안한 자세로 바꿔 앉는다. 다리나 몸의 어떤 부위든 고통스럽게 만드는 자세는 억지로 하지 않는다.

의자에 앉기

호흡 수련은 가급적 바닥에 앉아서 하는 것이 좋지만 불편하면 등받이가 있는 의자에 앉아서 한다. 단, 보들보들한 천을 댄 쿠션이 깔린 의자는 등을 곧게 편 자세를 유지하기 어려우니 피한다. 발은 바닥이나 접은 담요 위에 편평하게 놓는다. 확고하게 자리 잡음으로써 몸과 마음이 바닥으로 내려앉게 둔다. 다리나 발목을 꼬거나 등받이에 등을 기대려 하는 유혹을 뿌리쳐라. 손은 손바닥을 위로 향하게 하거나 친 무드라(Chin Mudra)를 하고 허벅지 위에 놓는다.

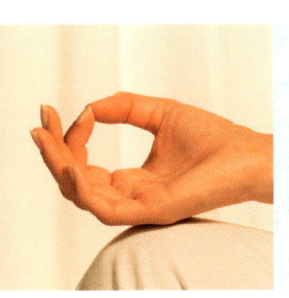

손의 위치

호흡 수련을 하는 동안 손바닥을 위로 향하게 무릎 위에 두거나 '친 무드라(사진 참조)'로 알려져 있는 고전적인 손 모양을 해서 놓아라. 엄지와 검지의 끝을 맞닿게 하고 손등을 무릎 위에 두면 된다.

편안좌(수카사나 SUKHASASA)

다리를 편안히 교차한 이 자세는 척주가 골반에서부터 바르게 쭉 뻗을 수 있도록 확고한 토대를 제공하고, 마음이 집중된 상태로 유지될 수 있도록 촉진한다. 수련을 해 나갈수록, 엉덩이의 긴장은 줄어들고 아래쪽 등 근육은 강화될 것이다. 눈을 뜨든 감든, 혹은 반쯤 감고 있든 언제나 이완한 상태를 유지하라.

1. 몸 앞으로 다리를 교차하여 바닥에 앉는다. 무릎이 엉덩이보다 더 높아서는 안 된다는 점을 명심하라. 초심자나 엉덩이 부위가 굳어 있는 사람은 쿠션이나 요가 블록 또는 접은 담요 위에 앉는다. 이렇게 하면 엉덩이가 높아지므로 아래쪽 등과 엉덩이의 긴장이 완화된다. (사진A 참조)

2. 등은 곧게 펴졌는지, 어깨는 이완되어 있고 머리는 곧게 세워져 있으며 턱은 바닥과 수평을 이루고 있는지 몸을 점검하여 확인한다. (사진B 참조) 손은 손바닥이 천장을 향하게 하거나 친 무드라를 하고 무릎 위에 올려놓는다.

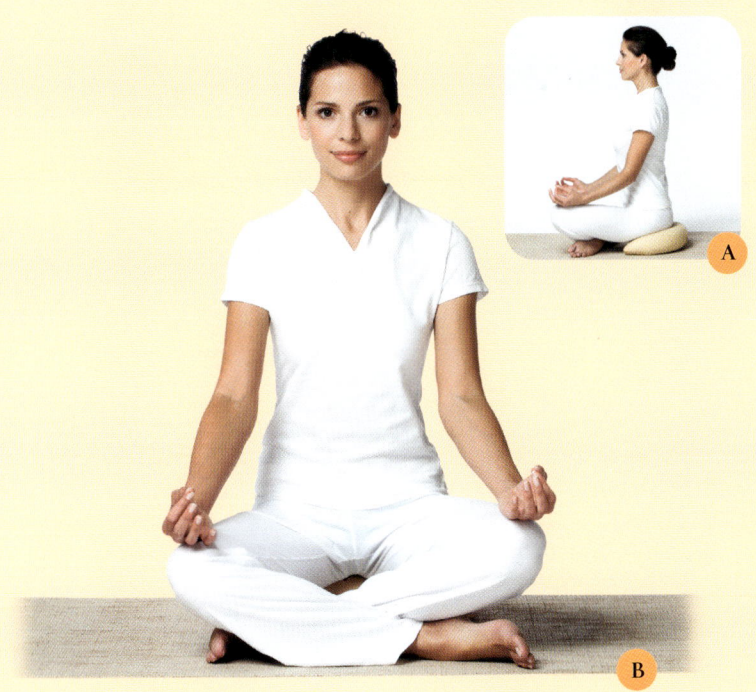

호흡의 힘 THE POWER OF BREATH

달인좌(씻다사나 SIDDHASANA)

앞쪽의 편안좌보다는 좀 더 어려운 좌법이지만 결가부좌보다는 쉽다.

1. 다리를 앞으로 뻗어서 바닥에 앉는다. 아래쪽 등, 혹은 엉덩이에 뻣뻣한 느낌이 드는 사람이나 초심자는 엉덩이 아래에 쿠션을 깔고 앉는다.

2. 왼쪽 무릎을 구부려 발뒤꿈치를 치골(두덩뼈) 앞에 놓되, 가능한 한 몸 가까이에 둔다.

3. 오른쪽 무릎을 접어 오른발 뒤꿈치를 왼발 뒤꿈치 바로 앞에 놓는다. 손은 손바닥이 천장을 향하게 하거나 친 무드라를 하고 무릎 위에 올려놓는다.

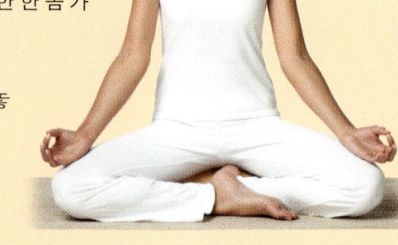

금강좌(바즈라사나 VAJRASANA)

무릎을 꿇고 앉는 이 자세는 태양신경총 주위의 에너지를 자극한다. 뒤꿈치에 놓이는 무게로 인해 불편하게 느껴지면 선 명상을 할 때 사용하는 낮은 의자에 앉는다. (요가 센터나 온라인에서 구할 수 있다. 국내에서는 좌식 의자, 무릎 의자, 기도 의자, 명상 의자 등의 이름으로 팔고 있다.)

1. 매트 위에 무릎을 꿇고 앉아서 발을 모으거나 약간만 벌린 뒤, 뒤꿈치 위에 엉덩이를 대고 앉는다. 발목이나 발이 아프면 수건을 말아서 쿠션으로 댄다. 손은 손바닥이 천장을 향하게 하거나 친 무드라를 하고 무릎 위에 올려놓는다.

2. 다리와 발이 대지에 뿌리내리고 있어, 안정성과 힘, 평온함이 증가한다고 심상화하라.

반가부좌(아르다 파드마사나 ARDHA PADMASANA)

이 자세는 다음에 설명할 결가부좌보다는 단순하면서도, 몸을 안정시키고 토대를 확고하게 하여 결가부좌와 동일한 많은 유익함을 준다. 수련을 할 때마다 교차하는 다리를 교대로 바꿔 주어, 양쪽 다리를 동일하게 스트레칭한다.

1. 몸 앞으로 다리를 편안하게 교차하여 바닥에 앉는다. 오른쪽 무릎을 구부려 오른발을 왼쪽 허벅지 위에 부드럽게 놓는다. 이때 발바닥은 위쪽을 향하게 한다.
2. 손은 손바닥이 천장을 향하게 하거나 친 무드라를 하고 무릎 위에 올려놓는다.

결가부좌(파드마사나 PADMASANA)

호흡 수련의 고급 자세로, 수련을 하는 데 확고한 토대를 제공하지만 엉덩이 부위가 유연해야 가능하다. 반가부좌를 무리 없이 할 수 있다면 이 자세를 시도해 본다. 그러나 무릎에 문제가 있거나 하지정맥류가 있다면 하지 않는다.

1. 다리를 교차하여 앉는다. 오른쪽 무릎을 구부려 오른발을 왼쪽 허벅지 위에, 가능한 한 몸통 가까이 놓는다. 왼발도 오른쪽 허벅지 위에 올린다.
2. 양발바닥이 위를 향하고 있는지, 무릎은 바닥에 닿아 있는지 점검한다. 그렇지 않다면 반가부좌를 한다. 손은 손바닥이 천장을 향하게 하거나 친 무드라를 하고 무릎 위에 올려놓는다.

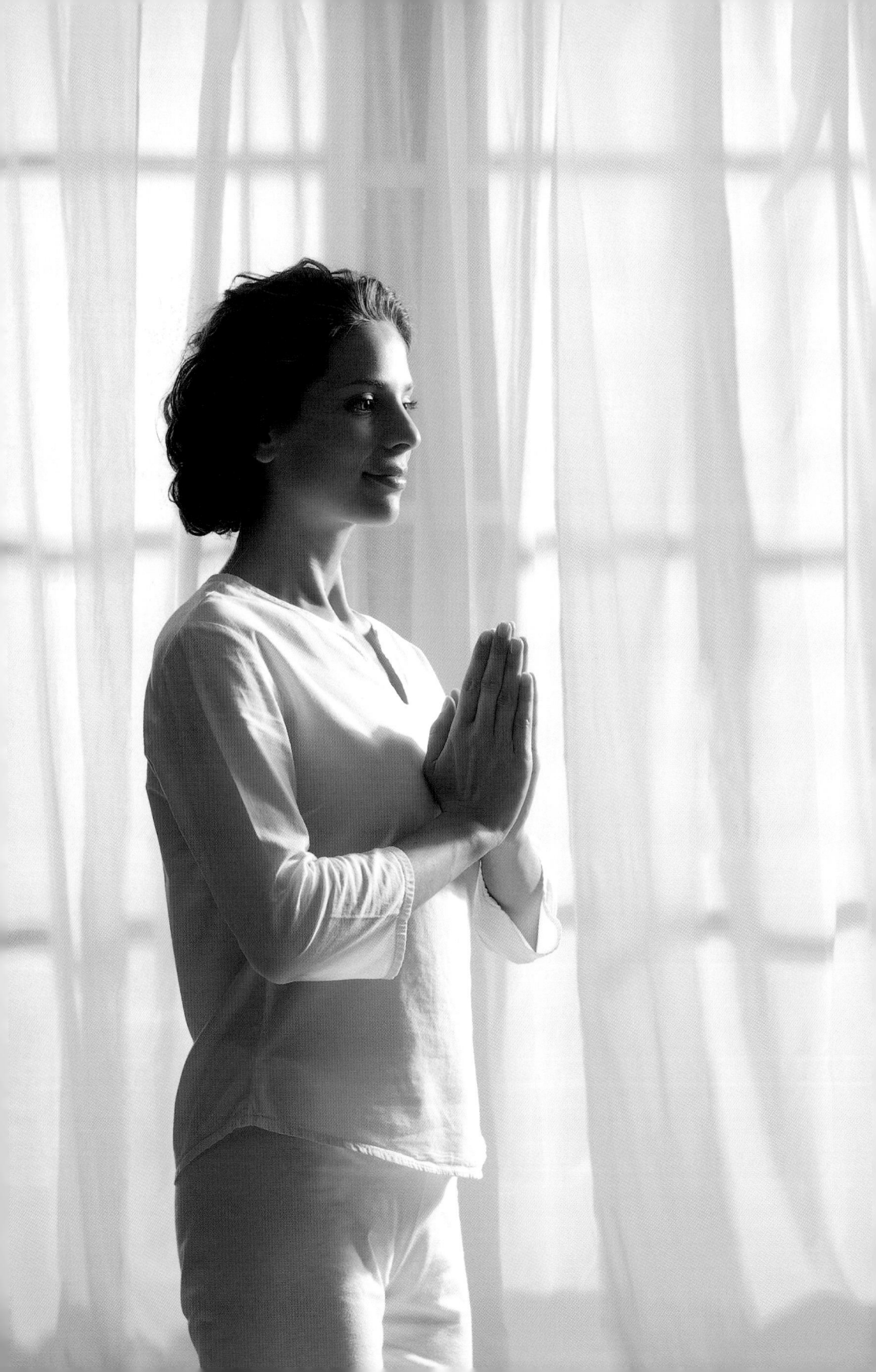

CHAPTER 2

생기를 활성화하는 숨, 프라나

몸을 통해서 흐르는 프라나는 모든 에너지의 이면에 숨겨진 에너지원, 즉 동력이다. 그런데 다소 헷갈리게도 프라나의 다섯 양태 중 첫 번째가 동일한 이름인 프라나로 알려져 있다. 요가의 스승들은 숨을 들이쉴 때마다 공기와 함께 생명 유지에 필수적인 이 에너지가 들어온다고 말한다. 몸을 활성화하기 위해 물질적인 산소가 필요한 것처럼 마음과 감정에 생기를 주기 위해 프라나가 필요하다.

이번 장을 통해 생명 유지에 필수적인 이 프라나 숨이 어떻게 당신으로 하여금 공기를 들이쉬도록 하여 폐로 들어가게 하는지, 또 어떻게 보이는 것, 소리, 냄새, 감정, 생각, 지식으로부터 오는 모든 형태의 자극들을 받아들일 수 있게 하는지 알게 될 것이다. 프라나는 모든 것을 활동하도록 만드는 기본적인 자극을 주기 때문에 삶에 대해 인식하고 강한 흥미를 가지도록 고무한다. 이로써 직장에서의 개인의 창조성과 생산성에서부터 다른 사람들과 주위 환경과의 관계에 이르기까지 광범위한 영역에서 모든 종류의 새로운 가능성에 온 마음을 열게 한다.

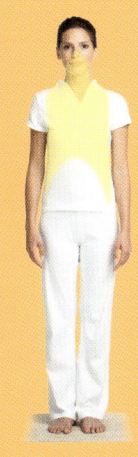

프라나 에너지가 가장 영향을 많이 주는 몸의 부위

호흡의 힘 THE POWER OF BREATH

역동적인 생기 에너지

몸을 공장이라고 상상한다면 프라나는 이를 관리·감독하는 사람이다. 몸의 다섯 양태의 에너지 중 가장 중요한 것으로, 모든 획득물을 정식으로 허가하고 원료인 모든 물질의 섭취를 감독하는 책임을 지고 있다.

프라나는 우주의 모든 에너지의 본질적인 원천으로 열이나 태양, 급류, 바람 등 어떠한 형태로 자신을 드러내든지 간에 자연의 모든 에너지는 프라나가 나타난 것이다. 생명 유지에 필수적인 이 숨이 몸 안에서 가장 강력하게 영향을 미치는 곳은 폐와 심장에서부터 코까지다. 프라나는 모든 형태의 프라나를 빨아들일 수 있는 능력을 폐에 주고, 눈에는 볼 수 있는 에너지를, 귀에는 들을 수 있는 능력을, 마음에는 세상을 이해할 수 있는 힘을 준다. 신경계의 작용을 관장하는 뇌에는 자양분을 공급한다.

자주 스트레스를 받거나 탈진한 느낌이 든다면 프라나를 충분히 흡수하지 못하고 있기 때문일 수 있다. 혹은 과로하여 프라나를 소모했거나 컴퓨터나 텔레비전 앞에서 긴 시간을 보냈다든지, 에어컨이 작동하는 곳에서 마이크로파에 노출되어 프라나가 유출되었을 수도 있다. 이들 활동으로 프라나가 고갈된다. 이럴 때 얼마나 피곤하고 진이 빠지는지를, 해변과 같이 프라나가 풍부한 곳에 서 있을 때 에너지가 충만하게 느껴지는 것과 비교해 보라.

고대의 요가 문헌에서는 어떤 질병의 증상들이 몸의 특정 부위에서 프라나

사무실에서 프라나 손실 막기

선인장이나 실내 오염 물질 제거 능력이 탁월하다고 알려진 접란을 사무실 가까이에 키우면, 컴퓨터 작업으로 인해 발생하는 프라나의 손실을 막는 데 도움이 된다. 산소를 생산하고 퀴퀴한 공기를 신선하게 만들기 때문이다. 또한 이들 식물을 휴식하며 호흡 수련을 함으로써 프라나를 증가시켜야 한다는 점을 떠올리게 만드는, 눈에 보이는 상징물로 삼아라.

프라나 에너지 다루기

이 장에서 설명하는 호흡 수련 기법을 사용하며, 스스로에게 다음과 같은 질문을 해 보라. 프라나를 어떻게 고갈하고 있는지 깨닫는 데, 그리고 어떻게 하면 이를 다시 되돌리는지에 대한 방법을 찾는 데 도움이 된다.

- 폐의 용량을 완전히 사용하여 깊고 충분하게 호흡하고 있는가? (37~38페이지 참조)
- 맑은 공기와 건강한 식품, 활기 있는 생각의 형태로 된 프라나로 몸과 마음을 양육하고 있는가?
- 나를 둘러싸고 있는 아름다움을 흡수할 수 있는가? 이것이 어떻게 나를 강화하는가?
- '과도하게 욕심을 부리는' 경향이 있는가? 이것이 나의 프라나를 고갈하고 있지는 않은가?
- 내 삶이 무질서한가? 이로 인해 내 에너지를 조절·통제할 수 없는 것은 아닌가?
- 다른 사람들로 인해 감정적으로 소모되는 것을 허용하고 있지 않은가? 또는 내가 다른 사람들에게 불합리한 요구를 해서 그들의 프라나를 소모하게 하지 않는가?
- 집중하지 못해 시간을 낭비하는가? 다른 사람들이 내 시간을 소모하도록 허락하는가?
- 지나치게 부정적이고 자기 비판적이지는 않은가? 사람들이 내게서 자립성과 자유의지를 빼앗아가기 때문에 내가 이렇게 되는가?

의 흐름이 감소함으로써 발생한다고 말한다. 프라나의 감소는 보통 점진적으로 일어나지만 때로는 단박에 알 수 있을 정도로 급작스럽게 일어나기도 한다. 예를 들어 큰 충격을 받으면 체중이 급격히 감소하거나 하룻밤 만에 머리가 세거나 심장마비처럼 신체 내부 기관의 기능이 정지되기도 한다.

이 장의 호흡 기법들을 수련하면 몸속 프라나의 흐름을 알아차릴 수 있게 된다. 조화된 자각과 더불어 호흡하면 더 많은 생기 에너지를 추출할 수 있고, 필요할 때면 언제 어디서든 의도적으로 조절할 수 있게 된다. 이들 기법에 익숙해지고 규칙적으로 수련한다면 신체 기능들이 작용하는 방식에서의 변화와 그로 인한 삶의 충만함을 느낄 것이다. 나아가 더욱 활기찬 홍안의, 젊어 보이는 외모로 변화되는 자신을 만나게 될 것이다.

프라나 심상화 : 프라나 마시기

옆 페이지의 호흡 심상화 수련은 프라나 에너지 중추에 의식을 집중하는 것이다. 이마 중앙에 있는 '제 3의 눈'에서 이 중추를 발견할 수 있는데 '제 3의 눈'은 '아즈나 차크라'의 다른 이름으로 감각과 의식적·무의식적 마음, 그리고 자아의식을 관리하는 에너지 센터다.

추진 에너지인 프라나는 양미간에 있는 이 조절 중추로부터 안으로 들어와 아래로 내려가서 폐의 바닥까지 간다. 거기에서 프라나는 다른 모든 미세 에너지가 움직이도록 자극하는 주된 온오프 스위치로 작동한다. 옆 페이지의 수련을 할 때 안으로 움직이는 에너지를 잊지 마라. 프라나를 당신 몸속에 기거하는 반가운 사람으로 상상하는 것도 좋다. 그는 당신이 공기를 들이마시거나 음식을 먹거나 생각에 귀 기울이거나 물을 마실 때마다 문을 열어서 에너지가 들어오도록 허락한다. 이렇게 들어온 에너지가 폐든 위든 마음이든 몸속에서 적절하게 사용될 준비가 되어 있는, 알맞게 작용하는 부위로 가볍게 운반될 것이라고 믿기 바란다.

언제 어디서나 프라나 숨 호흡법을 수련할 수 있지만, 특히 에너지가 고갈되어서 배터리를 충전하고 싶어질 때 하는 것이 효과적이다. 변화를 주려면 이 수련법을 교호 호흡과 결합해서 한다. (67페이지 참조)

프라나 활용하기

마음에 들지는 않지만 필요한 무언가를 누군가에게 말해 본 적이 있는가? 이를 위해 본능적으로 자신이 어떻게 준비하는지 생각해 보라. 아마도 숨을 깊게 들이쉰 뒤 잠깐 멈춘 다음, 깊게 내쉬면서 '좋아, 한번 해 보는 거야.' 하고 생각할 것이다. 이것이 바로 무의식적으로 프라나를 이용하고 있는 것이다. 숨을 멈춤으로써 달갑잖은 과제를 해결하는 데 도움이 되는 여분의 '강력한' 에너지를 효과적으로 얻을 수 있다.

프라나 숨 호흡법

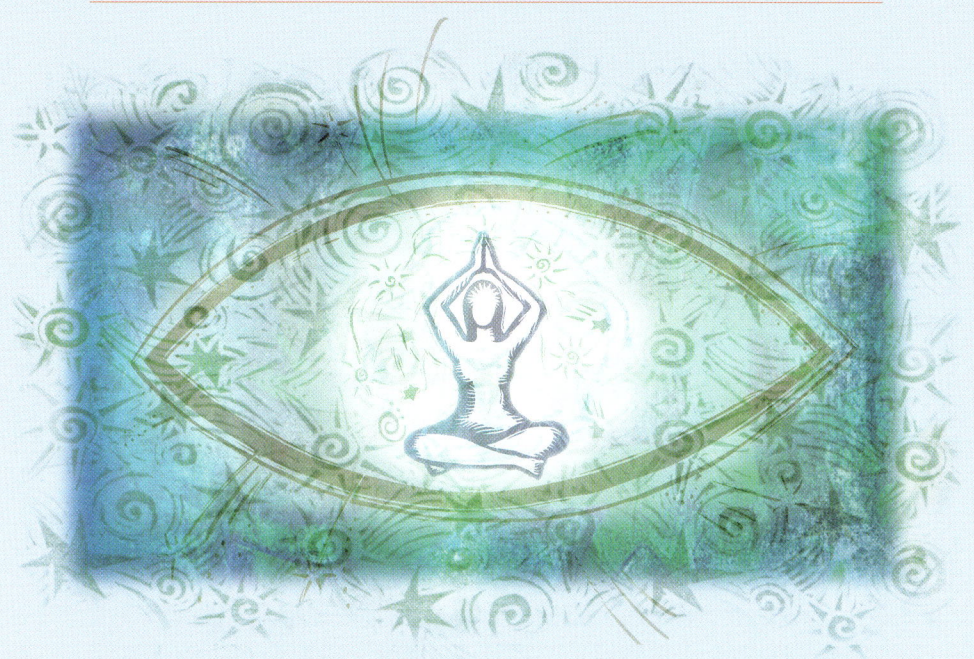

먼저 편안히 앉아 가급적 다리를 교차한다. 흉골을 들어올리기 위해 어깨뼈를 허리 쪽으로 내린다. 호흡할 때 가슴 부위가 자유롭게 움직일 수 있게 한다.

1. 등을 곧게 펴고 앉는다. 입술을 부드럽게 다물고 코로 호흡하라. 손바닥은 맞붙여서 머리 위로 올린다.

2. 코로 깊게 숨을 들이쉬며 가능한 한 많은 공기를 마신다. 튀어나올 것처럼 눈을 크게 떠서 빛을 빨아들인다고 상상하라. 또한 귀와 얼굴, 정수리로 에너지를 흡수하고 있다고 심상화하라.

3. 공기로 폐가 가득 찼을 때 숨을 멈춘다. 눈을 감고 의식을 양미간에 두라. 들이쉰 에너지가 이마 중앙에서 빛이 한 곳으로 모여서 된 밝은 구체를 만들고 있다고 심상화한다.

4. 이 구체는 불꽃을 튀기거나 번개처럼 번쩍일 것이다. 편안한 만큼 숨을 멈추고 유지한다.

프라나에 얽힌 우화 : 벌떼 같은 감각들

"프라나는 불처럼 타오른다. 태양처럼 빛난다. 풍요로운 비구름이고 바람처럼 분다.
대지고 달이다. 형상이 있기도 하고 없기도 하다. 프라나는 불멸이다."
— 『프라스나 우파니샤드Prasna Upanishad』, 2.5

먼 옛날, 프라나가 마음과 감각들과 논쟁을 벌이고 있었다. 모두 자기가 몸의 가장 중요한 부분이라고 주장하며, 몸의 주목을 받기 위해 화난 벌떼처럼 시끄럽게 다퉜다. 프라나는 다른 것들에게 경고했다. '현혹되지 마라. 내가 몸을 살아 있게 만드는 유일한 자다.' 그러나 자만심에 가득 찬 마음과 감각들은 믿지 않았다. 논쟁을 끝내기 위해서 그들은 실험을 해 보기로 결정했다. 각기 차례로 몸을 떠나 일 년 동안 멀리 떨어져 지낸 뒤 돌아와서, 누가 없는 것이 몸에 가장 큰 영향을 미쳤는지 판단하기로 했다.

말이 먼저 떠났고, 돌아와서 물었다. '내가 없으니까 어때?' 다른 이들은 다음과 같이 말했다. '말은 못했지만 모두 잘 지냈어.' 다음으로 시각이 일 년 동안 떠났다. 볼 수는 없었지만 계속 잘 유지되었다. 청각이 떠났을 때 역시 듣지 못했지만 활발하게 건강한 상태가 지속되었다. 마음이 떠났을 때조차 의식이 없음에도 몸은 생명을 유지했다.

마지막으로 프라나가 떠날 차례가 되어 떠나려 하자, 마음을 비롯한 모든 감각은 프라나와 함께 자신들의 에너지가 빠져나가는 것을 느꼈다. 그들은 프라나의 힘에 저항할 수 없었고 벌집에서 나온 여왕벌을 따라 벌떼들이 날아오르듯 프라나를 따를 수밖에 없었다. 말할 필요도 없이 마음과 모든 감각은 처음에 오만했던 것을 사과하고 프라나에게 머물러 있어 달라고 빌었다. 모두 몸의 가장 중요한 부분은 프라나라고 만장일치로 동의했다.

CHAPTER 2   생기를 활성화하는 숨, 프라나

우화에 대한 설명

이 이야기는 몸에서 각 기능들이 작용할 수 있도록 필요한 에너지를 공급하는 프라나의 역할을 강조하고 있다. 프라나 없이 혀는 말할 수 없고 귀는 들을 수 없고 눈은 볼 수 없으며 마음은 생각할 수 없다. 생명 유지의 필수 에너지가 없다는 것은 무언가를 할 수 있는 에너지가 결핍된 상태를 말한다. 이는 감각이 마음의 현명한 통제하에 있다고 생각하는 상식적인 사고에 반하는 것이다. 사실상 마음과 감각은 빈번히 통제를 벗어나고 질서가 잡혀 있지 않다. 예를 들어 혀는 양껏 먹은 후에도 음식을 대접받으면 종종 더 먹으라고 충동질한다. 또는 평일 밤, 이성적인 마음은 내일 아침에 일어나면 후회할 것이라고 말하는데도 눈과 귀는 영화를 보면서 늦게까지 깨어 있으라고 유혹한다.

   삶을 주체적으로 살고자 할 때의 핵심은 프라나에 대한 통제력을 얻는 것이고, 프라나를 통제하고자 할 때는 호흡 조절로 시작하는 것이 최선이다. 프라나가 가장 명백하게 나타나는 게 바로 호흡이기 때문이다. 그래서 요가를 비롯하여 태극권, 기공 등의 다른 심신 수련법에서도 호흡 수련을 매우 강조한다.

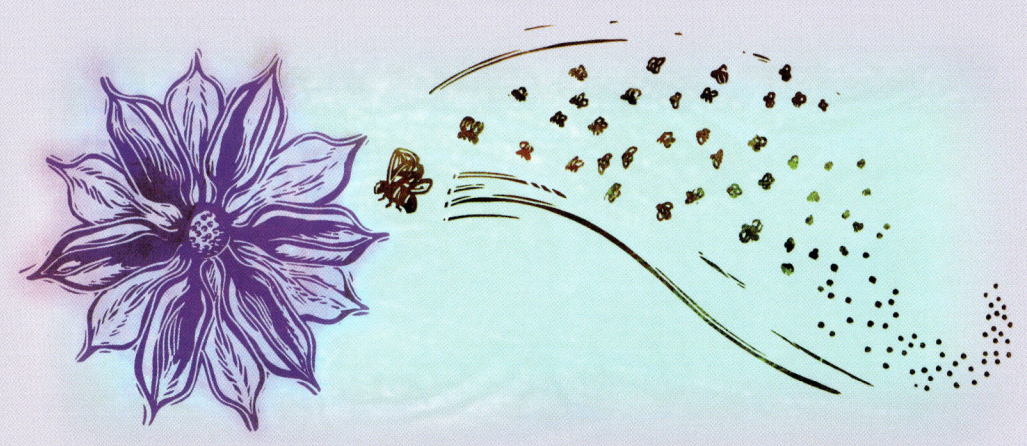

호흡의 힘 THE POWER OF BREATH

부정적 감정에 대처하기

"콧구멍 속에서 움직이는 들숨과 날숨을 균등하게 만들어라.
감각과 마음과 지성을 통제하고 해탈을 지고의 목적으로 삼아라.
욕망과 두려움, 분노로부터 자유로워져라."
— 『바가바드 기타Bhagavad Gita』, 5.27-28

분노나 좌절을 느끼는 상황에서 어떻게 긴장을 푸는가? 소리를 지르거나 베개를 주먹으로 치거나 문을 쾅 닫는가? 아니면 그냥 감정을 억눌러 참는가? 이러한 대처법들은 모두 당신에게서 프라나를 앗아가고 일정 기간 이상 지속하면 장기간에 걸쳐 건강 상태에 영향을 미친다. 또한 문제의 뿌리를 다루는 데 도움이 되지 않기 때문에, 근본적인 문제는 해결되지 않는다.

이와 달리 건전한 방식으로 모든 부정적인 감정, 특히 화를 다루기 위해서는 하던 일을 멈추고 길고 천천히 깊게 호흡할 필요가 있다. 들이쉬는 공기와 함께 가능한 한 많은 프라나를 마시고 있다고 심상화하라. 이 여분의 에너지는 마음에 자양분을 공급하여 부정적 감정을 내보내는 건전한 배출구를 찾을 수 있게 한다. 들이쉰, 활기를 주는 모든 프라나의 긍정적 에너지는 호흡의 파도를 타고 몸 전체로 스며들기 때문에, 뭉친 근육과 같이 긴장으로 인해 생기는 육체적 증상을 완화하는 데 도움이 된다. 이처럼 부정적인 감정들이 당신을 지배하도록 두지 말고 활기를 주는 호흡을 이용하여 이를 지배해라.

호흡과 마음, 감정들 간의 연관성을 더 잘 이해하기 위해서는 며칠 동안 '침묵의 관찰자'가 되어 볼 필요가 있다. 판단하려는 마음을 버리고 객관적인 태도로, 낯선 사람을 관찰하듯 초연하게 자신을 지켜보라. 여러 활동을 하는, 예를 들면 무례하게 구는 사람에게 말하고, 즉흥적으로 얘기하고, 하기 싫어하는 업무를 맡기는 상사에게 반응하고, 중요한 약속에 늦었을 때 만원 전철에 앉아 있는 자신을 관찰하라. 초조해지거나 혼란스러워진다면 마음을 관찰하는 스위

거꾸로 세기

일상에서 좌절감으로 인해 심란함을 느낄 때, 호흡을 세는 이 수련법을 실천해 보라. 거꾸로 세기는 집중력을 높여서 산란한 마음을 모으고, 감정 기복이 덜한 상태를 유지할 수 있게 한다. 또한 몸과 마음에 활기를 주기도 한다. 긍정적인 프라나로 가득 차 있다면 분노나 좌절이 있을 곳이란 없다.

1. 입을 부드럽게 다물고 코로 숨을 쉰다. 넷을 세는 동안 들이쉬고, 넷을 세는 동안 내쉰다.

2. 다시 반복하는데, 이번에는 거꾸로 센다. 들이쉬면서 셋·둘·하나, 내쉬면서 셋·둘·하나. 깊게 들이쉬고 내쉬는 호흡을 적어도 열 번은 한다. 그런 뒤 열 번을 더 할지 말지를 판단한다.

3. 호흡을 조절할 때 감정에 어떤 변화가 일어나는지 주목하라. 더 고요해지거나 덜 괴롭게 느껴지는가? 몸에는 또 어떤 변화가 일어나는지 지켜보라. 어깨와 목 근육이 이완되거나 쥔 주먹이 펴지고 있는가?

치를 켜라. 자신의 반응과 정신적 태도를 살펴보고 얼마나 많이, 또는 얼마나 적게 감정에 휘둘리는지 기록하며 긴장에 대응하는 몸의 상태를 훑어보라. 그런 다음 호흡 상태를 점검하라. 빠른지 느린지, 깊은지 얕은지, 아니면 너무 긴장해서 숨을 멈추고 있는 것은 아닌지. 그런 후 의식적으로 호흡하라. 위의 거꾸로 세기 기법을 사용하거나 그냥 길고 천천히 깊게 들이쉰 뒤 완전히 내쉬려함으로써 폐 전체를 활용하라. (바르게 하고 있는지 점검하기 위해 36~39페이지를 참조하라.)

관찰하기 기법이나 거꾸로 세는 호흡 수련법을 시작했을 때, 즉각적으로 결과물을 볼 수 없다고 해서 걱정할 필요는 없다. 감정적으로 건강해지는 것은 한 호흡 한 호흡으로 이뤄지는 지속적인 성장의 과정이다.

호흡의 힘 THE POWER OF BREATH

프라나 보내기

"프라나는 가장 높은 곳에서부터 가장 낮은 데 이르기까지, 존재의 모든 층위에 있는 힘이다.
움직이거나 작용하는 것, 또는 생명을 가진 모든 것은 단지 프라나가 표현되거나 나타난 것일 뿐이다."
— 『신성한 지복 Bliss Divine』, 스와미 시바난다(Swami Sivananda)

자각하지 못할지도 모르지만 당신은 항상 프라나를 받고 있다. 예를 들어 먹는 음식과 마시는 물에서, 햇빛과 숨 쉬는 공기에서, 당신을 둘러싼 사람들에게서. 또한 당신은 다른 사람들에게 프라나를 주고 있다. 이는 대개 무의식적으로 행해지는 에너지의 교환이다. 몸이 편치 않다고 느낄 때 친구가 당신 이마에 손을 갖다 대는 것은 연민을 통해 그의 프라나를 당신에게 보내는 행위다. 발을 헛디뎌 넘어졌을 때 즉각 숨을 멈추고 양손으로 상처 난 무릎을 감싸는 것은 프라나의 흐름을 그 부위로 보내어, 보다 빨리 치유될 수 있게 하는 행위다. 요가 지도자가 당신에게 엉덩이로 숨을 들이쉬라고 지도하는 것은, 당신이 프라나를 그 부위로 다시 보내어 취하고 있는 자세를 활성화할 수 있도록 권하는 것이다.

몸이 건강하고 생명 유지에 필수적인 에너지로 가득 차 있다면, 의식적으로든 무의식적으로든 주위 사람들에게 프라나를 전할 때 자연스럽게 긍정적인

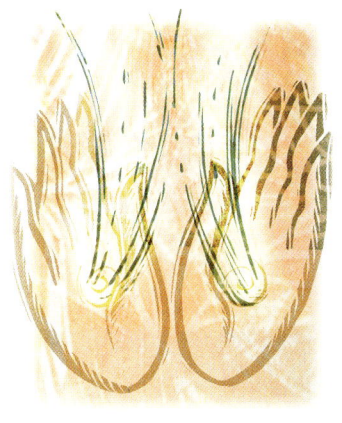

방식으로 영향을 준다. 그래서 사람들은 당신을 만나면 기운이 나는 느낌을 받고 당신과 함께 있는 것을 즐긴다. 그러나 스스로 고통스럽다고 느끼거나 긍정적인 에너지가 결핍된 상태라면 사람들은 당신과 함께 있을 때 감정적으로 힘이 빠지는 것을 느낀다. 옆 페이지의 호흡 심상화 수련을 하면, 누구나 함께하기를 원하는 생기 넘치고 긍정적인

프라나 흐름을 증가시키는 심상화

이 수련법은 기분이 처져 있을 때 에너지를 재충전하고 기분을 좋게 만드는 데 도움이 된다. 프라나로 충만해 있을 때 다른 사람들에게 더 쉽게 긍정적인 에너지를 전달할 수 있을 것이다. 이는 또한 에너지 치료 기법을 사용하기 전에 자신의 프라나를 재충전하는 효과적인 방법이기도 하다.

1. 입술을 부드럽게 다물고, 코로 천천히 숨을 들이쉬면서 마음속으로 여덟까지 센다. 그런 다음 코로 숨을 내쉬면서 여덟까지 센다.

2. 이제 코로 다시 숨을 들이쉬면서 여덟까지 센다. 그러면서 들이쉰 공기에 섞여 있는 프라나가 당신에게 흘러들어오고 있다고 심상화하라. 프라나를 밝은 빛의 흐름으로 심상화하는 것이 좋다.

3. 넷까지 셀 동안 숨을 멈추고 마음의 눈으로 프라나가 몸 구석구석까지 순환하는 것을 상상하라.

4. 입으로 숨을 내쉬면서 여덟까지 센다. 이때 생기 없는 공기와 함께 소극적이고 부정적인 것들이 몸 밖으로 배출되는 것을 느낀다.

사람이 될 수 있도록, 의식적으로 프라나를 보낼 수 있다.

더 나아가 프라나를 의식적으로 조절할 수 있다면, 이를 운용하여 자신과 다른 사람들을 치유하는 법을 배울 수 있다. 치유 과정은 다음과 같이 진행된다. 도움이 필요한 부위에 프라나를 보내어 막혀 있는 에너지 통로를 뚫음으로써 방해받지 않고 프라나가 흐를 수 있게 하는 것이다. (30~32페이지 참조) 프라나가 잘 흐르면 세포와 조직을 자극하고 독소의 제거를 촉진하여 그 부위가 다시 건강하게 활동할 수 있게 된다.

만일 이 유형의 치유 방법이 마음에 든다면, 프라나를 전달하는 것으로 영향을 주는 대중적인 많은 기법 중 하나, 예를 들면 레이키(Reiki), 프라나 치유(Pranic Healing), 약손 요법(Therapeutic Touch) 등에 대한 강습회나 강좌를 알아

보는 것도 좋다.

  이러한 기법을 수련하는 어떤 이들은 환자에게 손을 대거나 가까이 두고 그들의 프라나 파장을 맞추어 의지를 한 곳에 모은 다음, 생기를 활성화하는 에너지가 손을 통해서 그들에게 흘러들어가게 한다. 또 다른 수련자들은 환자 몸의 자연적인 치유 과정을 활성화하거나 증진하고자 치유자들의 프라나가 그의 상처 부위로 빨려 들어간다고 생각한다.

CHAPTER 2 생기를 활성화하는 숨, 프라나

그냥 내보내기

당신이 마주하는 세상과 당신의 성격은 스스로의 생각으로 만들어진다. 어느 곳에서나 아름다움을 본다면 삶은 기쁨에 찰 것이다. 그러나 계속해서 자신에게 "나는 약해."라고 말한다면 실제로 힘이 부족해진다는 것을 알게 될 것이다. 한편, 슬픔이나 손실에 집중하는 경향이 있다면 이는 당신 인성의 필수불가결한 일부가 되고 그래서 실제로 슬픔이나 손실을 경험하게 된다. 고대 요가 문헌들은 스스로가 부정적이고 소극적인 경향성에 매여 있거나 사로잡혀 있을수록, 그 부정성과 소극성이 더욱 더 자신을 통제·조절하게 된다고 말한다.

   프라나 숨 호흡은 마음에 활기를 되찾아 주는, 힘을 주고 치유하는 정신적 이미지들을 만들어 낸다. 즉, 당신이 들이쉰 프라나는 새롭고 영감을 주는 존재의 일면을 북돋워 떠오르게 한다. 이는 숨을 들이쉴 때마다 자신이 프라나를 마시고 있다고 상상하고, 내쉴 때마다 숨에 파괴적인 생각을 실어 내보내고 있다고 상상하는 것만큼 쉽다. 내쉬는 숨을 강하게 하면 정신적으로 활기를 되찾을 수 있게 고무되는데, 충분히 내쉴 때 노력하지 않아도 산소로 가득 찬 신선한 공기가 폐로 밀려들어 오는 것과 같다.

   하지만 부정적인 생각에서 벗어나 긍정적으로 바뀌기는 매우 어렵다. 이는 육체적인 차원에서 숨을 충분히 내쉬기 어려운 상태로 나타난다. 설령 깊게 숨을 들이쉴 수 있다손 치더라도 몸에서 생기 없는 공기를 충분히 배출할 만한 힘이 없을 수도 있다. 사실상 숨을 들이쉬는 것보다 폐에서 공기를 바깥으로 밀어내는 데 근력과 체력이 더 든다. 부분적으로밖에 숨을 내쉬지 못하면, 날숨에 이은 들숨에서도 산소가 격감된 공기를 다시 들이쉬게 되어 몸이 필요로 하는 산소가 결핍된 상태에 이른다. 뿐만 아니라 감정을 속여서 충분하게 활력을 주는 양의 프라나를 빼앗는다.

   다음에 설명하는 '2:1 호흡' 수련은 당신이 충분히 숨을 내쉬기 어려운 상태인지 또는 부정적인 생각에 눌러앉는 경향이 있는지를 알 수 있게 도와준다. 이 호흡법은 내쉬는 숨의 힘을 강화하는 것을 목표로 하고, 독소와 부정적인 생각을 스스로 제거할 수 있도록 도움으로써 긍정적인 생각으로 가득 찰 수 있게 준비시킨다.

2:1 호흡

이 수련은 길고 완전하게 호흡할 수 있도록 도와준다. 또한 부교감신경계를 자극하여서 정신적인 스트레스의 원인과 육체적인 긴장, 부정적인 감정들을 내보낼 수 있도록 돕는다. 명상을 준비할 때나 부정적이고 소극적인 감정에 지배된다고 느낄 때, 용기와 확신을 주는 프라나가 들어오기를 갈망할 때는 언제나 이 기법을 사용하라. 편안하게 앉아서 시작하되, 다리를 교차하여 앉는 것이 더 좋다. (45~47페이지 참조)

1. 등을 곧게 펴고 앉아서 입술을 부드럽게 다문다. 폐 전체를 활용하여 콧구멍으로 숨을 충분하게 들이쉬었다 내쉬는지 주의 깊게 살펴보면서 시작한다. 호흡은 원활하면서도 소리가 나지 않게 한다. 들이쉬는 숨과 내쉬는 숨 사이에 멈춤이 있어서는 안 된다.

2. 호흡 수련에 익숙하지 않다면 6초간 숨을 내쉬고 3초간 숨을 들이쉬는 정도로 시작한다. 너무 어렵다면 내쉬는 숨을 4초, 들이쉬는 숨을 2초로 줄인다.

3. 고통스러운 감정을 더 잘 내보내고 싶다면 숨을 들이쉴 때마다 '그냥(let)', 내쉴 때마다 '나간다(go)'라고 마음속으로 주문처럼 반복한다.

4. 계속 호흡하면서 그 말을 되뇐다. 길게 숨을 내쉴 때마다 폐에 있는 생기 없는 공기와 더불어 당신의 몸과 마음으로부터 스트레스와 화가 배출되는 것을 심상화한다. 근육의 만성적 긴장에 작별을 고하고 스스로 만든 정신적인 경계선과 감정적 제약들로부터 벗어날 수 있도록, 삶에서 당신을 붙잡고 방해하는 모든 것을 풀어 주라. 1~3분간 지속한 뒤, 일어서기 전에 가볍게 스트레칭한다.

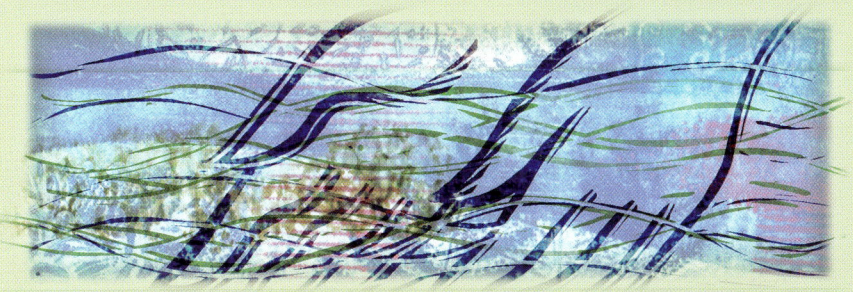

호흡의 힘 THE POWER OF BREATH

에너지 정렬하기

"태양(오른쪽 콧구멍)과 달(왼쪽 콧구멍)이 시간을 나누어 밤과 낮이 만들어진다."
— 『하타 요가 프라디피카 Hatha Yoga Pradipika』, 4.17

뇌의 좌반구는 몸의 오른쪽을, 우반구는 몸의 왼쪽을 통제한다. 요가 철학에서 호흡은 뇌의 양반구가 몸을 움직이기 위해 함께 작용할 때, 기능면에서 양자 사이에 자연스럽게 전환이 일어나는 것과 밀접한 연관이 있다고 가르친다. 이는 양쪽 콧구멍과 일치하는 것으로 생각되는 두 주요 에너지 통로, 즉 이다(왼쪽)와 핑갈라(오른쪽) 나디(31페이지 참조)를 통한 프라나의 흐름에 영향을 받는다.

신체의 이들 통로를 느끼려면 손등을 한쪽 콧구멍 아래에 놓고 코로 숨을 내쉬어 보고, 다른 쪽 콧구멍 아래에 놓고 다시 숨을 내쉬어 본다. 한쪽 콧구멍의 숨이 다른 쪽보다 더 셀 것이다. 두어 시간 뒤에 이 실험을 다시 해 보면 앞서와 다른 쪽 콧구멍의 숨이 세진 것을 느낄 것이다. 감기나 다른 호흡기계 질환이 없는 건강한 사람이라면, 더 세게 흐르는 쪽 콧구멍이 한 시간 반이나 두 시간마다 바뀐다. 에너지적 측면으로 보면, 이는 이다와 핑갈라 에너지 통로 중 지배적인 에너지가 일상적으로 바뀌는 것이라 설명할 수 있다.

오른쪽 콧구멍으로 하는 호흡은 활성화하는 숨인 프라나를 자극하는 반면, 왼쪽 콧구멍으로 통하는 호흡은 고요하게 하고 이완시키는 숨인 아파나를 자극한다. (5장, 118~141페이지 참조) 옆 페이지 위쪽의, '한쪽 콧구멍 호흡 수련'으로 에너지를 활성화하는 데서부터 고요하게 만드는 데까지의 변화를 경험할 수 있다. 낮 동안 바쁜 시간에 에너지를 상승시켜야 할 때와 잠자리에 들기 전 에너지를 고요하게 만들어야 할 때 도움이 된다. '쉬운 교호 호흡'은, 두 에너지가 동등해지는 것을 촉진하여 명상 상태에 이르게 하는 완전한 교호 호흡(67페이지 참조)을 준비할 수 있도록 돕는다. 두 기법을 균등하게 수련하라.

CHAPTER 2 생기를 활성화하는 숨, 프라나

한쪽 콧구멍 호흡

가급적 다리를 교차한다. (45~47페이지 참조) 편안하게 앉아 1단계는 아침에, 2단계는 저녁에 수련한다.

1. 아침: 등을 곧게 펴고 앉아서 입술을 부드럽게 다문다. 왼손을 왼쪽 허벅지 위에 놓고 오른손은 비슈누 무드라(Vishnu Mudra, 66페이지 참조)를 하여 얼굴 앞으로 올린다. 오른손 약지와 새끼손가락으로 왼쪽 콧구멍을 막고 넷을 세는 동안 오른쪽 콧구멍으로 깊게 숨을 들이쉰다. 여덟을 세면서 내쉰다. 10회 반복한 다음, 자세를 풀고 이완한다.

2. 저녁: 마찬가지로 등을 곧게 펴고 앉아서 입술을 부드럽게 다문다. 오른손 엄지손가락으로 오른쪽 콧구멍을 막고 넷을 세는 동안 왼쪽 콧구멍으로 숨을 들이쉰다. 여덟을 세면서 내쉰다. 폐에 꽉 차도록 10회 반복한 다음, 자세를 풀고 이완한다.

쉬운 교호 호흡

점심 식사 전에 할 수 있는 최상의 수련법이다. 다리를 교차하고 앉아서 수련한다. 이 기법을 숙달한 후, 67페이지의 '교호 호흡'을 수련하라.

1. 등을 곧게 펴고 앉아서 입술을 부드럽게 다문다. 왼손을 왼쪽 허벅지 위에 놓고 오른손은 비슈누 무드라(66페이지 참조)를 하여 얼굴 앞으로 올린다.

2. 오른손 엄지손가락으로 오른쪽 콧구멍을 막고 넷을 세는 동안 왼쪽 콧구멍으로 깊게 숨을 들이쉰다. 오른손 약지와 새끼손가락으로 왼쪽 콧구멍을 막는다.

3. 엄지손가락을 떼고 여덟을 세는 동안 오른쪽 콧구멍으로 숨을 내쉰다. 그런 다음 넷을 세는 동안 다시 오른쪽 콧구멍으로 숨을 들이쉰다.

4. 엄지손가락으로 오른쪽 콧구멍을 막고, 반대쪽 손가락들은 떼어 여덟을 세는 동안 왼쪽 콧구멍으로 숨을 내쉰다. 폐 용량을 모두 사용하여 10회 반복한 다음, 자세를 풀고 이완한다.

호흡의 힘　THE POWER OF BREATH

상호 보완적인 반쪽 통합하기

"태양은 우주의 프라나다. 이는 눈 속의 프라나를 도와서, 볼 수 있게 하기 위해 떠오른다."
―『프라스나 우파니샤드Prasna Upanishad』, 3.8

요가 철학에서 몸의 오른쪽과 뇌의 좌반구는 남성적 성질을 관장하는 곳으로 여기고, 이성적이고 따뜻하며 외향적이라고 생각한다. 요가 전통에서는 시바신으로, 중국 전통에서는 음양 중 양(陽)으로 표현된다. 몸의 왼쪽과 뇌의 우반구는 여성적 성질, 즉 직관적이고 차며 내향적이라 여긴다. 샥티 여신과 음(陰)으로 표현된다. 음양의 각 절반은 마치 우리 개개인이 남성성과 여성성을 가지고 있는 것처럼 그 내부에 반대되는 성질을 가지고 있으며, 이들 균형이 깨지면 프라나가 감소하고 건강 상태가 나빠진다.

깨진 균형을 회복하는 것은 이성과 직관, 남성성과 여성성을 재통합하는 것과 관련 있는데 옆페이지의 '교호 호흡' 기법을 수련함으로써 가능하다. 이 기법은 왼쪽과 오른쪽 에너지 통로를 통한 호흡의 흐름을 동일하게 만들어, 프라나 에너지는 몸과 마음을 활성화하고 아파나 에너지(119페이지 참조)는 기분을 안정시키며 스트레스를 완화하여서 명상 준비를 하는 데 도움을 준다. 규칙적으로 수련하면 '감정적으로 덜 흔들리게 되는 것'을 느낄 것이다.

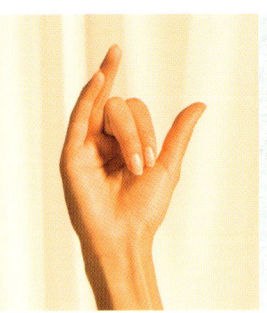

비슈누 무드라

이 손동작으로 호흡 에너지를 몸속에 봉해 둘 수 있다. 설령 왼손이 편하다 하더라도, 오른손으로 한다. 손을 들어 올려 집게손가락과 가운뎃손가락을 구부려서 그 끝이 손바닥에 닿게 한다. (왼쪽 사진 참조) 이렇게 하면 엄지손가락으로는 오른쪽 콧구멍을, 약지와 새끼손가락으로는 왼쪽 콧구멍을 자유롭게 막을 수 있다.

CHAPTER 2 생기를 활성화하는 숨, 프라나

교호 호흡(아눌로마 빌로마ANULOMA VILOMA)

먼저 65페이지의 '쉬운 교호 호흡'이 편해지면 이 기법을 수련한다. 열여섯까지 세는 동안 숨을 참기 어려우면 여덟까지만 참는 것으로 시작해서 차츰 늘려 나간다. 내쉬고 멈추는 숨의 비율을 지켜라. 들이쉬는 숨의 길이 대비 네 배 길이로 숨을 참고, 두 배 길이로 내쉰다. 편안하게 앉아서 시작한다. (45~47페이지 참조)

1. 등을 곧게 펴고 앉아서 입술을 부드럽게 다문다. 얼굴 앞에서 오른손으로 비슈누 무드라(옆 페이지 하단 참조)를 취한다. 왼손은 손바닥을 위로 하여 왼쪽 무릎 위에 놓는다.

2. 충분히 내쉰 다음, 엄지손가락으로 오른쪽 콧구멍을 막고 넷을 세는 동안 왼쪽 콧구멍으로 숨을 들이쉰다. (사진 A 참조)

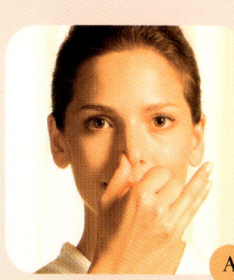

3. 엄지손가락과 약손가락, 새끼손가락으로 부드럽게 살짝 쥐듯이 양쪽 콧구멍을 막는다. 들이쉬는 숨의 길이보다 네 배 긴, 열여섯을 세는 동안 숨을 멈춘다. (사진 B 참조)

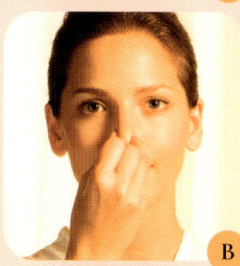

4. 왼쪽 콧구멍은 약손가락과 새끼손가락으로 막은 상태로 오른쪽 콧구멍에서 엄지손가락을 뗀다. 오른쪽 콧구멍으로, 들이쉬는 숨의 길이보다 두 배 긴 여덟을 세는 동안 숨을 내쉰다. (사진 C 참조)

5. 왼쪽 콧구멍을 막은 채, 넷을 세는 동안 오른쪽 콧구멍으로 숨을 들이쉰다. 그런 뒤 양쪽 콧구멍을 막고 열여섯을 세는 동안 숨을 멈춘다.

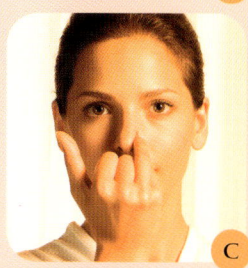

6. 오른쪽 콧구멍을 엄지손가락으로 막은 채, 왼쪽 콧구멍에서 손가락을 떼고 여덟을 세는 동안 왼쪽 콧구멍으로 숨을 내쉰다. 여기까지가 한 라운드다. 매일 10라운드까지 할 수 있을 때까지 라운드의 수를 차츰 늘린다. 호흡의 길이는 늘려도 되지만, 1 : 4 : 2(들숨 : 멈춘 숨 : 날숨)의 호흡 비율은 지킨다.

주의 : 임신 중이라면 수련하지 않는다. 대신 65페이지의 쉬운 교호 호흡을 하라.

호흡의 힘 THE POWER OF BREATH

균형과 조화를 위한 호흡

"생명은 프라나고 프라나는 생명이다. 몸에 프라나가 남아 있는 한, 생명 또한 유지된다. 프라나를 통해 수행자는 심지어 이 세상에서 죽음을 초월하게 된다."
— 『카우쉬타키 우파니샤드Kaushitaki Upanishad』, 3.2

하루 종일 두어 시간마다 매번 오른쪽과 왼쪽 에너지 통로 사이를 번갈아 이동하는 에너지 패턴을 조율하면(64페이지 참조), 호흡과 연관된 뇌의 반구를 일치시킬 수 있다. 규칙적으로 수련하면 활력을 북돋워 주는 프라나 에너지의 수준과 적극성의 정도에 의미심장한 변화를 불러일으켜, 하루 종일 가장 바람직한 역량을 발휘할 수 있는 능력을 얻을 것이다. 특정 행위를 하는 데 영향을 주려면 어느 쪽 콧구멍으로 호흡할 것인가를 배우는 것으로 시작한다. (옆 페이지 하단의 표 참조) 행동이 그 순간에 더 세게 호흡하는 콧구멍과 부합하지 않다면, 호흡이 더 잘되는 콧구멍을 부드럽게 눌러 막아서 에너지의 흐름을 변화시킨다. 호흡의 강도를 측정하려면 콧구멍 아래에 손등을 대고 양 콧구멍으로 나오는 호흡의 세기를 느껴 판단한다. 가능한 한 막힌 쪽 콧구멍으로 호흡하려 노력하라. 호흡 수련을 규칙적으로 할수록 더 쉬워질 것이다.

이성적이고 분석적이며 수학적인 뇌의 좌반구, 즉 오른쪽 에너지 통로가 지배적일 때는 순차적이고 1차원적이며 논리적인 일, 혹은 계산이나 암기, 파티 계획을 세우는 것과 같은 정보 처리에 관련된 일을 하는 것이 좋다. 오른쪽 콧

스와라 요가

산스크리트어 스와라(swara)는 '자신의 호흡 소리'로 번역할 수 있다. 스와라 요가(Swara Yoga)로 알려져 있는 요가의 신비적 분파에서는 호흡을 분석하고 서로 다른 프라나 리듬과 몸과 마음의 미세한 생체 리듬을 조율하는 기법을 가르친다. 더불어 일상적인 활동과 호흡을 일치시킬 것을 권한다.

CHAPTER 2 생기를 활성화하는 숨, 프라나

구멍을 통한 호흡이 지배적이라면 효과적으로 일을 완수할 수 있을 것이다. 반대로 창조적이거나 예술적인 일, 춤추거나 지도를 읽는 것 같은 공간적인 판단력과 관련한 일을 할 때는 직관적이고 총체적인 뇌의 우반구, 즉 왼쪽 에너지 통로가 지배적일 때 가장 큰 결실을 맺을 수 있다. 왼쪽 콧구멍으로 호흡하여 이 에너지를 활성화하라.

고대 요가 문헌들에서는 양쪽 콧구멍으로 동일하게 호흡이 흐르는 매우 드문 경우, 의식이 시간과 공간을 초월하여 확장된다고 말한다. 이는 명상과 기도, 참회 등의 영적인 수행을 할 때 일어나는 일로, 교호 호흡을 하면 이러한 균형 상태가 발생할 수 있다.

왼쪽 콧구멍 / 뇌 우반구의 활동	오른쪽 콧구멍 / 뇌 좌반구의 활동
연상적 사고	수학적·이성적 사고
창조적이고 고요하며 말없이 하는 작업	육체적인 활동
물 마시기	음식 먹기
집을 떠남	집으로 돌아옴
가구 재배치하기	계산하기
모양이나 형상을 다루는 일 하기	말이나 숫자를 다루는 일 하기
비언어적 소통	말하기, 토론하기
노래, 연주, 작곡을 하거나 음악 듣기	독서하기, 글쓰기, 연구하거나 이야기 듣기

호흡의 힘 THE POWER OF BREATH

프라나 수련 연속 동작
태양 경배하기

요가 지도자들은 들이쉰 공기는 직접 폐로 전해지고 공기와 함께 받아들인 프라나는 척주를 따라 움직인다고 말한다. 사진과 함께 설명하는 '태양 경배 자세'는 이 생기 에너지의 흡수량을 늘린다. 각 동작들은 호흡과 밀접한 연관이 있고 연속된 동작은 척주를 앞뒤로 뻗게 한다. 무용 등의 활동을 즐길 때 몸과 마음의 활력을 북돋아 주는 프라나의 흡수량이 증가하는 것을 느낄 것이다.

이른 아침에 태양 경배 자세를 수련하면 그날 하루 호흡을 조절하는 데 도움이 된다. 처음에는 매일 6라운드(각 방향으로 3라운드씩, 한 방향으로 처음부터 끝까지 하는 것이 1라운드)로 시작한 뒤, 차츰 늘려서 12라운드 정도까지 수련하라. 첫 번째 라운드는 오른발로 시작하고 두 번째 라운드는 왼발로 시작하라.

태양 경배 자세

초심자라면 이 동작을 할 때 기억해야 할 것이 너무 많다고 느낄 것이다. 처음에는 호흡 구령은 무시하고 그냥 동작만 익힌 후, 자세에 익숙해지면 프라나의 흡수량을 극대화하기 위해 몸의 움직임과 들이쉬고 내쉬는 숨을 잘 조화시킨다.

주의 : 임산부라면 동작들을 수정해서 한다. 손을 머리 위로 들어 올리지 말고 또한 배를 바닥에 대지 않는다. 임산부 요가를 전문으로 하는 요가 지도자에게 배우는 것이 최선의 방법이다.

CHAPTER 2   생기를 활성화하는 숨, 프라나

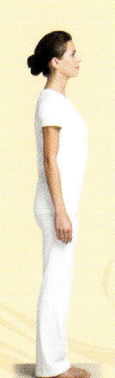

1. 발을 모은 뒤 양팔을 몸통 옆에 이완해서 두고 곧게 서서 시작한다. 부드럽게 입을 다물고 코로 깊게 숨을 들이쉬면서 연속 동작을 시작할 정신적인 준비를 한다. 동작이 끝날 때까지 코로 호흡한다는 점을 명심하라.

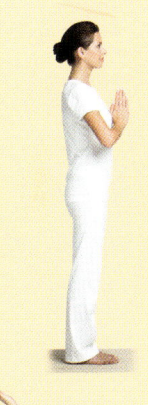

2. 내쉬며 고전적인 요가의 기도 자세에서 손을 흉골 바로 앞에서 모은다. 이 동작으로 몸과 마음이 중심에 '집중'되기 시작한다고 느낀다.

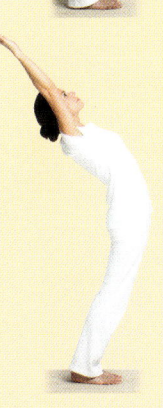

3. 들이쉬면서 팔꿈치를 펴고 양팔을 머리 위로 스트레칭한다. 위를 쳐다볼 때 팔을 곧게 펴고 위팔을 귀 옆에 둔 상태를 유지하려 노력하라. 무릎과 팔꿈치가 곧게 펴진 상태를 유지하며 몸통 전체를 활 모양으로 뒤로 젖힌다. 이 완전한 스트레칭으로 손끝에서 발끝까지 몸 전체가 활성화되는 것을 느낀다.

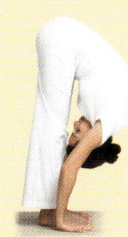

4. 내쉬면서 몸을 앞으로 구부려 손을 양쪽 발 옆 바닥에 놓는다. 무릎을 편 상태로 손을 바닥에 댈 수 없으면 무릎을 약간 구부린다. 이마를 무릎에 갖다 대려고 하라.

호흡의 힘　THE POWER OF BREATH

5. 가능한 한 많은 프라나를 흡수하기 위해 깊게 들이쉰다. 동시에 오른쪽 다리를 뒤로 뻗는다. 돌진 자세에서처럼, 양쪽 무릎을 구부리고 뒤로 뻗은 다리의 무릎은 바닥에 내려놓는다. 왼발 양옆에 양손을 바닥에 댄 상태를 유지하면서 위를 쳐다본다.

6. 숨을 멈추고 왼발을 뒤로 뻗어 오른발과 일렬로 정렬이 되게 한다. 무릎을 곧게 쭉 펴서 팔굽혀펴기 자세를 취하는데, 이때 머리에서 발뒤꿈치까지가 가급적 일직선이 되게 한다.

7. 내쉬면서 무릎을 구부려 바닥에 내려놓는다. 엉덩이는 들어 올린 상태를 유지하고 가슴을 양손 사이의 바닥에 갖다 댄다. 턱을 바닥에 댄다.

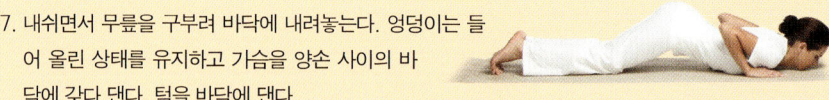

8. 손이나 발의 움직임 없이 숨을 들이쉬면서 미끄러지듯 몸을 앞으로 나가게 한다. 그런 다음 머리와 가슴을 활처럼 젖혀 올린다. 손은 바닥에 편평하게 댄 상태로, 팔꿈치는 약간 구부려 몸통 양옆에 붙여서 유지한다. 어깨를 이완하여 귀에서 멀리 아래로 내린다. 몸 아래 부위가 바닥에 닿은 상태로 유지되어야 한다는 점을 명심하라.

9. 발가락을 바닥에 대고 숨을 내쉬면서 엉덩이를 가능한 한 높이 들어 올리되, 손이나 발이 움직이지 않도록 노력한다. 팔꿈치를 곧게 펴고 머리가 양팔 사이에 늘어져 있게, 발뒤꿈치를 바닥으로 밀면서 스트레칭하며, 가슴을 허벅지에 가까워지게 하라. 이는 아래로 향한 개 자세고 이 자세 자체만 역시 수련할 수도 있다.

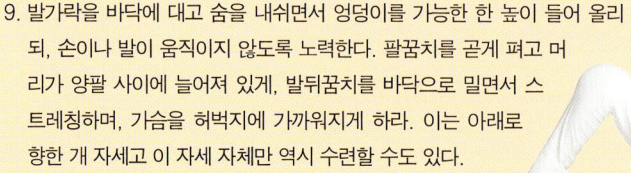

CHAPTER 2 생기를 활성화하는 숨, 프라나

10. 들이쉬면서 왼쪽 무릎을 구부려 바닥에 놓는다. 거의 동시에 오른발을 앞으로 내딛어 발끝과 손끝이 일직선상에 놓이게 한다. 바닥에서 손을 떼지 않고 위를 쳐다보라.

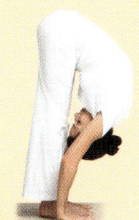

11. 내쉬면서 왼발을 앞으로 당겨 오른발 옆에 놓는다. 엉덩이를 들어 올리고 머리는 무릎을 향해 떨어뜨린다. 손을 바닥에서 떼지 않은 상태로 가능한 한 무릎은 곧게 펴라. 필요하다면 무릎을 살짝 구부려도 된다는 점을 명심하라.

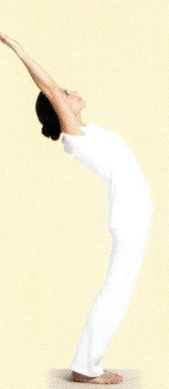

12. 들이쉬면서 천천히 몸을 곧게 펴고 바르게 선다. 팔을 앞으로 쭉 뻗은 다음 머리 위로 들어서 뒤로 넘긴다. 팔은 곧게 펴고 위팔이 귀 옆에 있는 상태를 유지하려 노력한다. 무릎과 팔꿈치를 곧게 편 상태를 유지하며 동시에 몸통 전체를 활모양으로 뒤로 젖힌다. 몸 전체 스트레칭으로 손끝에서 발끝까지 몸 전체가 활성화되는 것을 다시 느낀다.

13. 내쉬면서 몸통 양옆으로 팔을 내리고 시작할 때의 자세로 돌아온다. 이로써 태양 경배 자세의 한 라운드가 끝난다. 다음 라운드에서는 다섯 번째 동작에서 왼쪽 다리를 뒤로 뻗고 열 번째에서는 왼발을 앞으로 내딛는다.

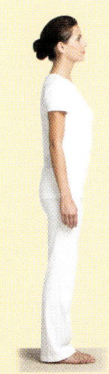

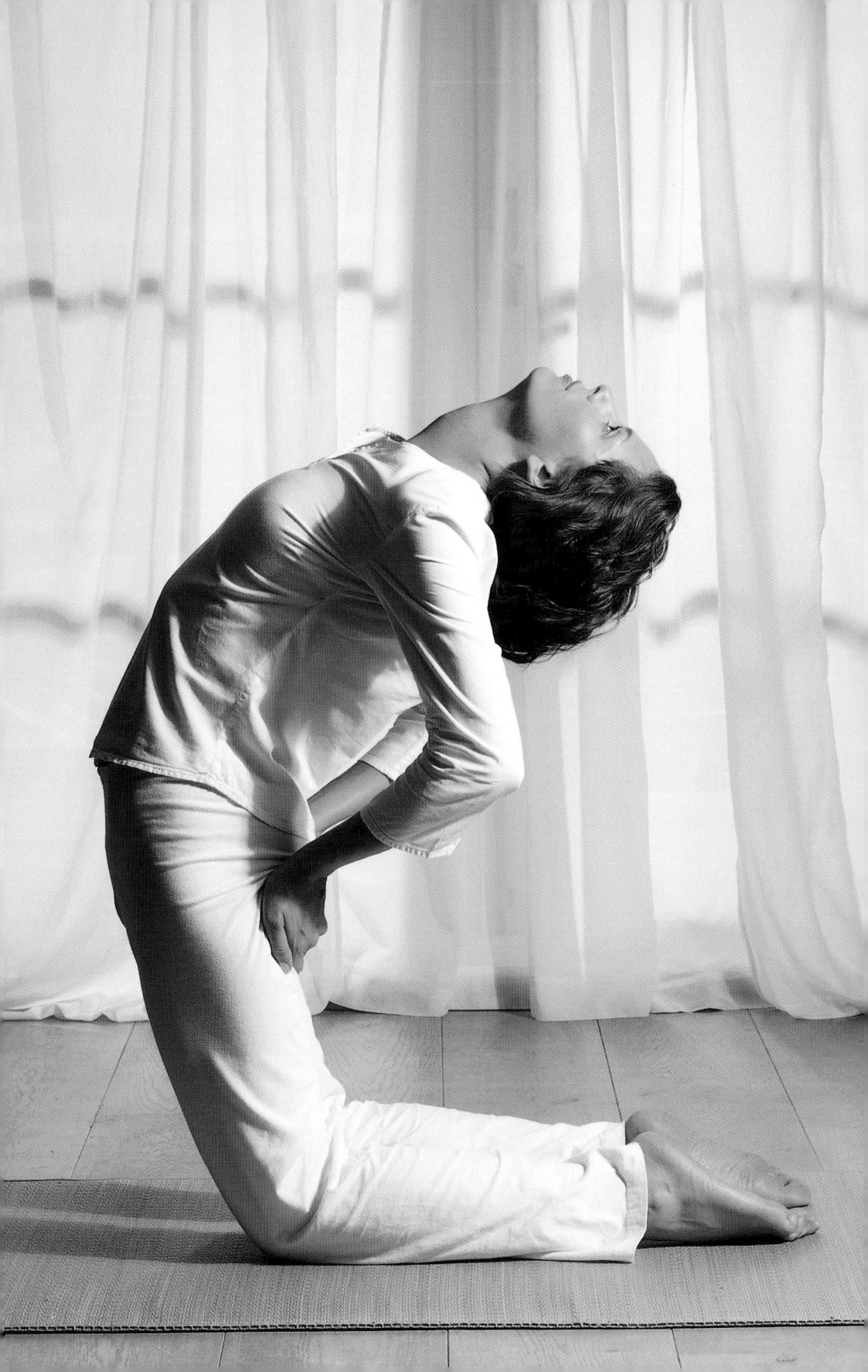

CHAPTER 3

영양을 공급하는 숨, 사마나

대부분의 사람들은 호흡을 '폐로 숨을 들이쉬고 내쉬는 과정'으로 생각하지만, 이는 단지 호흡 과정의 첫 번째와 마지막 단계일 뿐이다. 생기를 활성화하는 숨 프라나가 공기와 함께 폐를 채우면, 몸 전체에 흐르는 미세한 에너지의 다섯 양태 중 두 번째인 사마나가 작용하기 시작한다. 이 에너지는 산소를 흡수하여 세포로 전달한다. 음식물을 잘게 부수어 구성 영양분을 만든다는 면에서 사마나는 소화기계와 유사한 작용을 한다. 실제로 요가 철학자들은 사마나('모으는' 또는 '균형 잡는' 에너지)가 폐에서 가스를 교환하고 위장에서 소화 작용을 하는 두 기능을 통제함으로써 영양분을 공급한다고 말한다.

어떤 사상에 대해 숙고하고 감정을 해석하며 논의를 이해하는 데 사마나가 도움을 준다는 사실을 통해 이 에너지가 어떻게 마음을 양육하여 기르는지 알게 될 것이다. 이번 장의 호흡 수련 기법을 익히면 사마나 에너지를 증가시켜서 신체 조직에 산소와 영양분을 최대치로 공급할 수 있다. 뿐만 아니라 사고방식과 감정적 기제를 변화시켜, 지성적 · 감정적 삶에도 역시 자양분을 공급할 수 있다.

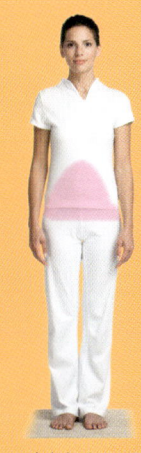

사마나 에너지가 가장 영향을 많이 주는 몸의 부위

소화 호흡

몸을 공장이라 상상하고, 사마나를 사장인 프라나에게서 원자재 가공 직무를 부여받은 부서라고 생각하라. 사마나는 사용 가능한 모든 물질, 예를 들어 들이쉰 공기에서 산소를, 음식물에서 양분을, 말과 소리에서 생각을 끌어내어 혈액의 흐름이나 사고 과정에 흡수될 수 있도록 준비시키는 가공소로 이들을 운반한다. 그런 다음 정화하는 숨인 아파나로 하여금 당신이 더 이상 필요로 하지 않는 것들을 배출하게 하도록 돕는다. (120~121페이지 참조) 양분을 공급하는 숨 사마나의 영향력이 가장 강력히 미치는 곳은 태양신경총 부위인데, 앞 장의 사진에서 확인할 수 있듯 갈비뼈 맨 아래에서부터 배꼽까지다.

사마나는 온화한 중용의 에너지고, 이를 가장 잘 유지할 수 있는 방법은 일상에서 중용의 길을 따르는 것이다. 즉, 호흡 수련과 함께 균형 잡힌 식단의 식사를 하고, 매일 약간의 운동을 하며 충분한 수면을 취하고 감정적으로 고요함을 유지한다. 사마나는 열을 내는 에너지기 때문에 균형이 깨지면 육체적 · 정신적으로 과열될 수 있다. 다음 페이지의 호흡 수련 기법들은 이 과도한 열을 분산시킬 수 있는 효과적인 방안들을 제시한다. 예를 들면 감정적으로 열이 오를 때 심호흡을 몇 차례 한 뒤, 89페이지의 '냉각 호흡'이나 '쉿 소리 호흡'을 하라. 감정적으로 자주 과열된다면 카페인이 함유된 음료 대신에 캐모마일 차를 마시고 양념 맛이 강한 음식, 양파, 마늘을 피함으로써 사마나 에너지를 식힌다.

반대로 사마나 에너지가 활력을 잃거나 약화되었다면 소화기 관련 병적 증상이 나타나거나 논쟁에서 위축되고 문제를 회피하려는 경향을 띤다. 그럴 때는 '태양 관통 호흡(83페이지 참조)', '풀무 호흡(87페이지 참조)', '불 에너지 사용 정화(85페이지 참조)'와 같은 기법들을 이용한다. 이 호흡법들은 결핍된 내면의 불을 되살리고 세상과 마음의 관계를 재정비하며 문제로부터 물러서기보다는

CHAPTER 3 영양을 공급하는 숨, 사마나

사마나 에너지 다루기

이 장의 호흡 기법을 익히며, 아래와 같은 질문들을 해 보라. 사마나가 얼마나 과열되었거나 고갈되었는지 알게 해 주어, 균형 잡는 방법을 찾을 수 있다.

- 소화에 문제가 있는가?
- 자주 화를 내는가? 그럴 때 건전한 방식으로 화를 표출하는가?
- 종종 부정적인 경험과 생각을 덮어 두는가? 어떻게 그 문제를 직면하고 처리할 수 있을까?
- 자신에게 일어나는 모든 일들에 대해 계속해서 골똘히 생각하는가? 헛된 공상에 빠져 제정신을 차리지 못하는 데서 어떻게 벗어날 수 있을까?
- '상황'을 모면하기 위해, 실제로는 그렇지 않다는 것을 알면서도 모든 것이 잘되고 있다고 말하는 경향이 있는가?
- 들은 그대로 반복하는 경향이 있는가? 아니면 충분히 생각한 뒤에 스스로 결정하는가?
- 가진 걸 축적하는 편인가? 아니면 더 이상 좋아하지 않거나 필요하지 않으면 버리는 편인가?
- 돈을 현명하게 관리하는가?
- 아름다운 것들로 둘러싸이는 것을 얼마나 중요하게 여기는가? 스스로를 이런 식으로 키워 가는 데 더 많은 시간을 낼 수 있는가?

맞설 수 있는 용기를 북돋우는 데 도움이 된다. 또 찬 음료를 가급적 삼가고 식사 후 적어도 30분이 지나기 전에 음료를 절대 마시지 않는다면 사마나 에너지가 더 '북돋워지는 것'을 느낄 수 있을 것이다. 과식과 늦은 밤의 식사, 소화가 잘 안 되거나 기름지거나 아주 찬 음식은 피하는 것이 좋다.

사마나 에너지가 강하고 잘 균형 잡혀 있다면 산소와 영양분을 더 잘 공급받고 있다고 느낄 것이다. 복부의 불은 부정적인 경험들을 소화·흡수하여 에너지가 빠져나가는 상황으로부터 초연해지는 데 도움을 준다. 이 에너지에 더 집중하여 전념하면, 통찰력 있는 결정을 내리도록 돕는 평정심을 갖게 될 것이다.

사마나 심상화 : 사마나에 집중하기

사마나는 주변으로부터 끌어들인 에너지를 몸의 중앙 부위에 집중시켜서 과잉 에너지를 태양신경총 부위의 에너지 배터리에 안전하게 축적한다. 이 통제 센터, 즉 태양신경총에서 사마나는 음식과 산소를 소화하는 신체 능력과 감각적 경험, 지적 자극을 관장한다. 이 신경총은 의지력이나 자존감과 연관된 미세 에너지 센터, 마니푸라 차크라가 위치하는 곳으로 이곳에서 들숨이 형태를 바꿔 날숨이 된다. 한 상태에서 다른 상태, 즉 안을 향해 움직이는 에너지인 프라나(생명 활성화 숨, 2장)에서 밖을 향해 확장하는 에너지인 아파나(정화하는 숨, 5장)로 전환되는 에너지적 교차점으로 이를 심상화하라.

현대인들의 생활상 특징은 에너지가 바깥으로 과도하게 흐르는 것이다. 마음과 감각은 쉴 새 없이 과도하게 자극당하고 은행 잔고는 정도를 넘어서 사용된다. 이로 인해 감정적으로 에너지가 고갈된 상태에 이른다. 사마나 에너지가 너무 약하면 새로운 감각적 자극을 탐하거나 감정적 과잉에 이르거나 여러 면에서 막혀 '답답한' 느낌을 받을 수 있다. 외부의 요구들로 인해 에너지가 고갈되었을 때는 에너지를 수용하고 집중하는 데 도움이 되는 사마나 숨 호흡법을 수련하라. 그러면 에너지가 더 채워지고 균형 잡히는 것을 느낄 것이다. 사마나 에너지를 더 배양하고자 한다면, 숨을 멈추고 보유할 때 폐에서 산소와 노폐물이 교환되는 것을 심상화하라.

사마나 이용하기

꿈에 대한 생각에 잠겨 잠에서 깨어 본 적이 있는가? 꿈의 의미에 대해 곰곰이 생각할 때 지성을 고무하여 '보다 명료하게 그 내용을 떠오르게 할 수 있는' 사마나 에너지의 힘을 빌려라. 더 나아가 '앞으로 굽히기'와 같은 수련을 하거나 조각 그림 맞추기 퍼즐을 하며 이완할 때, 이 에너지를 더 자극하려면 수축하는 움직임에 초점을 맞추어라.

사마나 숨 호흡법

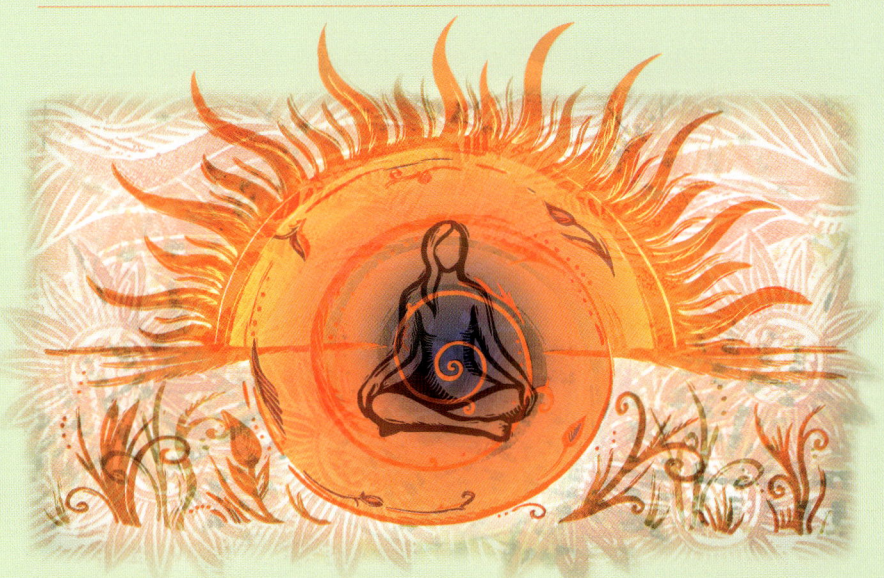

우선 편안하게 앉는 것에서 시작한다. 다리는 가급적 교차하여 앉도록 하라. 이 수련은 야외에서 하는 것이 가장 좋지만, 가능하지 않다면 풍경 사진을 걸어 놓고 응시한다. 수련을 시작하기 전에 경치 속으로 들어가, 내면의 본성이 풀과 나무와 하늘의 색상이 주는 자양분을 흡수하게 둔다.

1. 등을 곧게 펴고 앉아서 입술을 부드럽게 다문다. 눈을 감고 숨이 복부까지 들어오도록 코로 깊게 숨을 들이쉰다.

2. 들이쉬는 숨의 끝에서 멈추고 태양신경총 부위에 확고하게 집중하여 유지한다. 안을 향해 소용돌이쳐 들어오는, 다양한 색상과 다차원적인 흐름의 에너지로 사마나 에너지를 심상화한다. 어떻게 몸에 안정성과 균형감을 주는지를 느껴 보라.

3. 존재의 모든 부분을 중심으로 모으는 사마나 에너지를 느끼면서 코로 천천히 숨을 내쉰다. 필요하다고 느낄 때면 언제나 몸과 마음, 영혼을 위한 자양분을 꺼낼 수 있는, 태양신경총 주위에 에너지로 된 무한정한 크기의 우물이 있다고 심상화하라. 3~5회 반복한 다음 눈을 뜬다.

사마나에 얽힌 우화 : 에너지 균형 맞추기

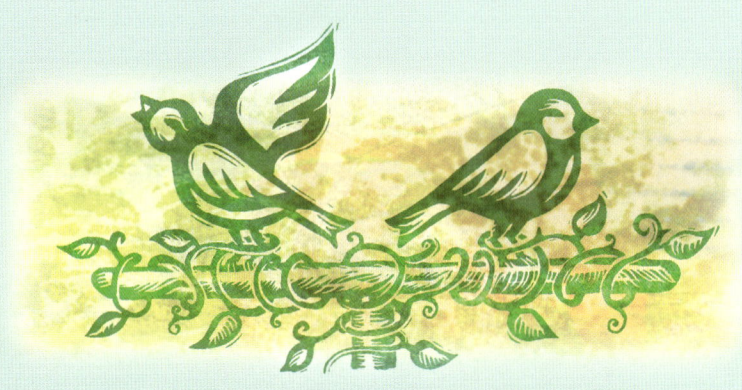

옛날, 두 마리 새가 단단한 횃대의 양쪽에 함께 앉아 있었다. 생활공간을 같이 사용하고 있었지만 이들은 결코 서로를 쳐다보는 일이 없었다. 때로는 한 마리가 다른 한 마리에게 가려 했지만, 횃대의 균형을 무너뜨리는 일이라 공동 공간의 균형을 잡기 위해서 다시 원래 자리로 돌아와야 했다. 이따금 한 마리가 멀리 날아가려고도 했다. 하지만 담쟁이덩굴에 발이 묶여 있어, 횃대로 다시 잡아당겨지기 전까지 그 덩굴 길이만큼의 짧은 거리밖에 날 수 없었다. 횃대에서 멀리 날아갈 수 없는데도 불구하고 어느 하나 그 이유를 알지 못했다. 횃대와 상대의 행위에 묶이고 매여 있다는 사실을 모른 채 두 새는 함께 살았다.

우화에 대한 설명

안으로 향하고 생기를 주는 에너지 프라나를, 횃대를 서로 나눠 살고 있는 두 마리의 새 중 하나라고 상상하라. 다른 한 마리는 바깥으로 밀어내고 정화하는 에너지인 아파나라고 상상한다. 몸과 마음의 균형을 잘 유지하기 위해서는 이 둘이 균형 상태일 필요가 있다. 호흡을 하는 동안 프라나는 들이쉬는 숨과 같고 아파나는 내쉬는 숨과 같다. 사마나 에너지는 그 사이에 잠깐 멈춘 숨이다.

CHAPTER 3 영양을 공급하는 숨, 사마나

호흡의 균형을 잡기 위한 약초

아유르베다나 전통 한의학 의사들은 호흡기계를 건강하게 유지하기 위한 방법으로 아래와 같은 약초들을 권한다. 건강 식품점이나 온라인으로 구입할 수 있지만 믿을 만한 약초 전문가의 진단과 처방을 받는 것이 안전하다.

인삼: 폐와 부신의 원기를 회복하는 강장제로, 만성 감기나 기침 또는 만성 피로로 허약해졌을 때 폐를 강화하는 데 도움이 된다.

감귤 껍질: 폐에 과도한 점액이 있을 때 이를 제거하기 위해 사용된다. 소화기를 균형 있게 하고 따뜻하게 하여 점액을 감소시킨다.

발라(BALA): 대중적인 아유르베다 약초다. 호흡기와 심장, 신경계를 위한 강장제이자 원기 회복제로 처방된다.

툴시(TULSI): 허브의 일종인 바질 중 하나로, 아유르베다에서는 폐를 정화하는 데 권한다. 항산화, 항진균 성분이 있어서 스트레스에 대처하는 신체의 선천적인 능력을 증진한다.

이 유지된 숨은 또한 '중간 숨'이라고도 부르는데, 프라나와 아파나를 합치는 역할을 한다. 횃대에 앉아 있는 두 새의 균형을 잡아서 상반하기보다는 상호 보완하게 하고, 이로써 각 새에게 일정 정도의 자유를 주는 한편, 항상성을 유지할 수 있도록 언제나 서로 확실히 돌아오게 하는 것도 사마나 에너지다.

프라나와 아파나 에너지 사이의 관계를 개선하는 가장 효과적인 방법 중 하나는 사마나, 즉 들이쉬고 내쉬는 숨 사이의 멈춘 숨을 향상시키는 것이다. 고대 요가 수행자들은 사마나의 길이를 늘리는 호흡 수련 기법들을 고안해 냈다. 83페이지의 '태양 관통 호흡법'을 수행하면서 이에 대해 탐구해 보라.

숨을 멈추는 것은 부가적으로 미세 에너지를 정화하는 효과가 있어, 정신적·감정적·영적 자극을 소화·흡수하고 태양신경총 주위의 과잉 에너지를 축적하는 능력을 높인다. 분별력 있는 선택이 필요한 순간 비축된 이 에너지를 사용한다.

호흡의 힘 THE POWER OF BREATH

태양의 온기 사용하기

"몸을 자양하는 멈춘 숨(사마나)을 정복함으로써 당신은 광채로 빛나게 될 것이다."
―『요가 수트라Yoga Sutra』, 3.40

'태양 관통 호흡' 수련은 사마나를 강화하는 최상의 방법들 중 하나다. 태양과 연관된 핑갈라 에너지 통로(31페이지 참조)인 오른쪽 콧구멍으로 숨을 들이쉼으로써, 열이 오르고 소화는 자극되며 스트레스를 덜어 주기 위해 교감신경계가 켜진다. 몸에 열이 부족하여 발생하는 문제로 고통받고 있는 사람이라면 태양 관통 호흡이 특히 도움이 된다. 요가의 관점에서 보아 이런 원인으로 발생하는 문제로는 감기, 충혈, 울혈, 점액에 의한 막힘 증상, 비만, 부종이나 수종, 근육 경직, 졸음, 무기력, 정신적인 아둔함, 피로, 우울증 등이 있다.

이 수련은 나아가 육체적인 온기를 높여 주는 것 이상의 자극을 준다. 사마나를 증가시킴으로써 역동성과 함께 감정적인 민감성을 고양시켜, 더 외향적으로 느낄 수 있게 돕는 것이다. 그래서 의사소통이나 창의성을 표현하는 데 어려움을 느끼는 사람에게 태양 관통 호흡이 도움이 된다. 아침에 잠을 깨우는 수련으로, 또는 오후 3시의 '우울증'에 대한 원기 회복제로 태양 관통 호흡을 활용해 보라.

호흡과 영양

피곤하거나 스트레스를 받으면 패스트푸드, 카페인이 든 음료, 술, 담배와 같이 에너지를 빠르게 회복시키는 음식을 먹고 싶은 유혹에 빠진다. 이들은 즉각적으로 에너지를 공급하지만 장기적으로는 몸을 지치게 한다. 에너지를 지속적이고 더 전체적으로 흐르게 하기 위해서는 '태양 관통 호흡'과 '불 에너지 사용 정화법(85페이지 참조)'을 수련하라. 이 둘은 신진대사를 촉진하고 소화의 불을 높여서 음식물을 더 빨리 사용 가능한 상태로 변환한다. 그렇다고 해서 호흡 수련이 영양가 있고 알맞은 음식물을 대체하지는 못한다는 점을 명심하라.

CHAPTER 3 영양을 공급하는 숨, 사마나

태양 관통 호흡(수리야베다 SURYABHEDA)

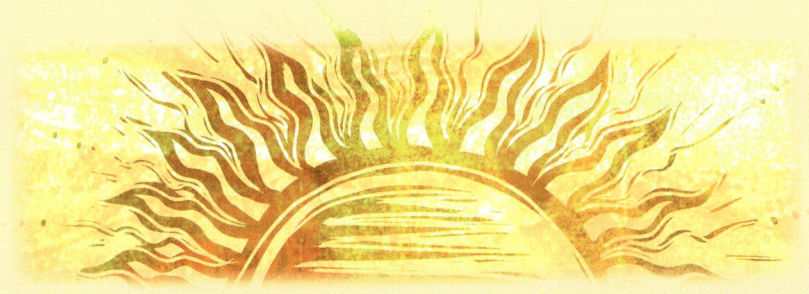

가급적 다리를 교차하여 편안히 앉아 시작하되, 위장이 비었을 때 수련한다. 이 호흡을 통해 오른쪽 콧구멍으로 숨을 들이쉬면 몸이 덥혀지고, 왼쪽 콧구멍으로 내쉬면 과도한 에너지와 불순물이 배출된다. 숨을 멈추고 있을 때 모근에서 땀이 나는 듯해도 걱정할 필요는 없다. 건강하다는 표시다.

1. 등을 곧게 펴고 앉아 입술을 부드럽게 다문다. 얼굴 앞에서 오른손으로 비슈누 무드라를 한다.

2. 오른손 새끼손가락과 약손가락으로 왼쪽 콧구멍을 막고, 오른쪽 콧구멍으로 깊고 고요하게 숨을 들이쉰다.

3. 오른손 엄지손가락으로 오른쪽 콧구멍을 막아 양쪽 콧구멍이 다 막히게 한다. 편안하다 느껴질 만큼만 숨을 멈춘다.

4. 왼쪽 콧구멍을 눌렀던 손가락을 떼고 그 콧구멍으로 소리가 나지 않게 매우 천천히 숨을 내쉬어라. 하루에 열 차례(2에서 4까지의 과정) 반복하는데, 항상 오른쪽 콧구멍으로 숨을 들이쉬고 왼쪽 콧구멍으로 내쉰다. 그런 다음 이완하라. 하루에 스무 차례 반복할 수 있을 때까지 횟수를 점차 늘린다.

주의: 고혈압, 발열, 피부 발진, 식욕 부진, 주의력 결핍 장애, 불면증, 초조 및 신경과민으로 인해 안절부절못하고 고통받는 사람은 수련하지 않는다.

긍정적 에너지 점화하기

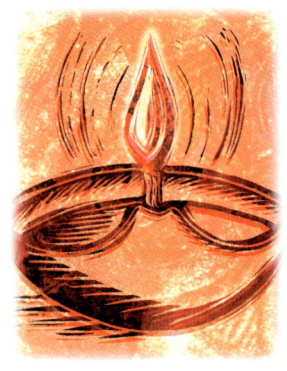

사마나 에너지는 태양신경총 주변에 집중된다. 이는 요가 전통에서 아그니(agni)로 알려져 있는 '소화의 불'의 본원지다. 인도의 전통 의학인 아유르베다는 아그니를 양호한 건강의 토대로 보았다. 내면의 불이 강할 때 음식물을 잘 소화하고 호흡하는 공기에서 생명 유지에 필수적인 에너지를 풍부하게 흡수하며, 주위 사람들과 좋은 관계를 향유할 수 있다. 반대로 약한 아그니는 만성적인 건강 문제, 예컨대 육체적인 질병과 심리적인 불균형의 원인이 되고 이를 악화시킨다.

불 에너지를 사용한 정화 기법(옆 페이지의 아래 참조)은 소화의 불과 양분을 공급하는 숨, 사마나 에너지를 자극하고 일깨우는 데 사용되는 중요한 요가 호흡 기법이다. 규칙적으로 수련하면 복부 전체에 생기 에너지와 강건함이 증진된다. 결과적으로 몸 전체 에너지 체계에 긍정적인 영향을 미치고 사고를 명료하게 하며 효과적으로 주의를 집중하는 능력을 배양한다. 늘어진 복부 근육을 탄력 있게 하고 변비를 완화하는 효과도 있다.

불 에너지를 사용한 정화는 매우 강렬한 수련이므로, 먼저 강력한 수련법인 '복부 들어올리기(옆 페이지 위)'를 혼자 힘으로 숙달하는 것으로 준비한다. 산스크리트어 웃디야나(uddiyana)는 이 수련이 사마나 에너지를 강화할 뿐만 아니라, 의지와 삶의 즐거움을 진작하는 표현하는 숨 '우다나(6장)'와 함께 작용한다는 것을 나타낸다. 들어올리기를 처음 수련하기 시작하면 여러 해 동안 자각하지 못했던 복부 근육에 대해 다시 알게 된다. 대부분의 사람들은 이 수련을 서서 하는 것이 가장 쉽다고 생각하지만 다른 식으로는 다리를 교차하고 앉아서도 할 수 있다. (45~47페이지 참조)

복부 들어올리기(웃디야나 UDDYANA)

위장을 비우고 수련하며, 가급적 아침에 첫 번째로 하는 것이 효과적이다. 숙달되면 아래의 '불 에너지 사용 정화 기법'을 수련하라.

1. 어깨너비로 발을 벌리고 서서 무릎을 살짝 구부리되 발끝이 바깥쪽으로 향하지 않게 하라. 앞으로 몸을 기울여 손을 넓적다리 위에 올려서 손가락이 서로 마주 보게 안쪽을 향하도록 한다.

2. 코로 숨을 깊게 들이쉰 다음, 폐에 있는 공기를 전부 밀어내듯이 입으로 강하게 내쉰다. 동시에 팔꿈치를 곧게 펴고 꼬리뼈를 약간 앞으로 밀듯이 하며 턱을 가슴 방향으로 낮춘다. 이때 횡격막을 목구멍 쪽으로 끌어올리는 줄이 있다고 상상한다.

3. 편안하게 숨을 내쉴 수 있을 때까지 자세를 유지한다. 그런 다음 복부를 이완하고 깊게 숨을 들이쉰다. 잠시 쉬었다가 3~5회 반복한다.

불 에너지 사용 정화(아그니 사라 AGNI SARA)

복부 들어올리기를 수련한 뒤에 시작한다. 다시 말하지만, 위장을 비운 상태에서 수련해야 한다는 점을 명심하라.

1. 숨을 멈춘 상태(복부 들어올리기의 2단계 끝)에 이르렀을 때, 숨을 들이쉬지 말고 횡격막을 이완했다가 다시 빨리 수축한다.

2. 이완과 수축을 5~10회, 또는 숨을 참을 수 있을 때까지 반복한다. 필요하다면 숨을 들이쉰 다음, 잠시 쉬었다가 다시 반복해도 좋다.

주의: 고혈압이나 심장 혈관 질환이 있을 때, 또는 임신 중이거나 월경 중에는 수련하지 않는다.

열의에 불붙이기

"숨을 들이쉬고 지시된 방향으로 내쉬어라. 계속해서 반복하라. 대장장이가 풀무질을 빠르게 하듯이."
— 『하타 요가 프라디피카 Hatha Yoga Pradipika』, 2.62

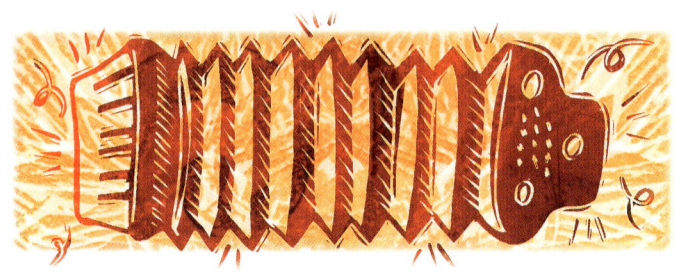

풀무 호흡은 요가의 가장 강력한 호흡 수련법들 중 하나다. 이는 사마나 에너지를 강화하는 유용한 기법인 한편, 소화의 불을 지피고 영감을 활성화한다. 또한 공동과 폐를 청소하고 소화기관을 마사지하며 심장 혈관계의 작용을 원활하게 한다. 수련할 때 가슴과 복부의 모든 근육을 얼마나 사용하고 있는지 느껴 보라.

풀무 호흡이라는 명칭은 풀무처럼 폐와 가슴을 강력하게 수축·팽창시키는 움직임으로 인해 붙여졌다. 우선 공기를 폐로 강하게 들이마신 다음, 동일한 세기로 배출한다. (41페이지의 노력 없이 쉽게 들이쉬고 상대적으로 부드럽게 정화하는 정화 호흡과 비교해 보라.) 이는 강력하고 빠르며 지극히 활동적으로 들이쉬고 내쉬는 숨으로, 당신의 열의를 자극한다. 즉, 풀무 호흡을 하면 상당량의 열이 발생한다. 그래서 많은 요가 전통에서 이를 '불 호흡'이라고 부른다. 때문에 여름이나 태양이 높이 떴을 때는 몸이 과열될 만큼 수련하지 않으며, 이른 아침에 하는 것이 가장 좋다. 초급자라면 먼저 정화 호흡(정뇌 호흡, 41페이지 참조)과 불 에너지 사용 정화법(85페이지 참조)을 숙달하는 데 어느 정도의 시간을 투자하라. 다른 모든 고급 호흡 수련법이 그렇듯, 이 역시 숙련된 요가 지도자에게 배우는 것이 가장 좋다.

풀무 호흡(바스트리카 bhastrika)

다리를 교차하거나 무릎을 꿇고 앉아서(45~47페이지 참조) 시작한다. 충분하고 깊게 3회에서 4회 호흡하며, 숨을 들이쉴 때마다 가슴을 완전하게 확장하고 척주를 곧게 편다. 척주가 굽혀지면 가슴 주위의 늑간근(갈비 사이근)이 제대로 확장될 수 없다. 호흡할 때 복부의 움직임이 거꾸로 되지 않게 하라. 숨을 들이쉴 때 복부를 수축하면 신경계가 압박을 받는다.

1. 등을 곧게 펴고, 어깨의 긴장은 푼 채 앉아서 입술을 부드럽게 다문다. 코로 숨을 깊게 들이쉰 뒤, 코로 빠르게 내쉬어라. 이때 폐에 있는 공기를 강제로 모두 밀어낸다.

2. 다시 힘차게 들이쉬는데, 갈비뼈 사이사이가 충분히 벌어지도록 폐에 공기를 가득 채운다.

3. 재빨리 내쉬었다 힘차게 들이쉬기를 빠르게 연속적으로 반복한다. 매번 내쉴 때마다 폐와 가슴, 복부를 최대한 수축하고, 들이쉴 때마다 가능한 한 팽창시킨다.

4. 들숨과 날숨을 동일한 강도로 유지하고, 폐로 들어오고 나가는 숨소리에 귀 기울인다. 들숨과 날숨의 소리 크기도 동일한 것이 좋다. 약간 어지럽거나 두통이 생기면 수련을 멈추고 몇 차례 심호흡을 해서 호흡기계를 이완한다.

5. 강도 높은 호흡은 처음에는 더 적게 한다. 들이쉬고 내쉬는 완전한 한 호흡이 초당 1회 일어나게 한다. 이를 5~7회 한 뒤, 1분가량 자연스럽게 호흡한다. 한 번 자세를 잡고 앉았을 때 두 라운드를 한 후에 이완한다. 점차 호흡률을 높여 초당 두 번 호흡하고, 라운드당 15~20회 호흡한다. 한 번 앉았을 때 3라운드 이하로 하는 것이 가장 좋다.

주의: 월경이나 임신 중, 혹은 코가 막힌 상태에서는 하지 않는다. 심장 질환이나 고혈압이 있는 사람도 이 호흡법은 피한다. 천식이 있다면 이 기법 대신 정화 호흡법을 수련한다.

호흡의 힘 THE POWER OF BREATH

화 가라앉히기

"시탈리라 불리는 호흡법은 복부와 비장의 질병뿐만 아니라
발열, 담즙 이상, 배고픔, 목마름, 독사에게 물린 상처와 같은 독의 악영향을 없앤다."
—『하타 요가 프라디피카 Hatha Yoga Pradipika』 2.57-58

항상 남보다 앞서기를 원하고 아주 야심차거나, 자주 짜증이나 화를 낸다면 당신을 '흥분하게' 만드는 사마나 에너지가 너무 강한 탓이다. 그럴 때는 육체적·감정적으로 차분해지는 데 도움이 되는, 에너지를 가라앉히는 수련을 하면 이들을 상쇄시킬 수 있다. 옆 페이지의 호흡법이 도움이 될 것이다.

시탈리(sheetali)는 냉각 호흡을 지칭하는 산스크리트어로, '고요한', '침착한', '냉정한'으로 번역할 수 있는데 마음과 감정의 화난 상태에 영향을 준다는 뜻이다. 요가 지도자들은 발열, 피부 발진, 위궤양, 위산 과다, 심지어 벌에 쏘인 상처와 같이 몸에 열이 과도하게 나서 발생하는 만성적 문제를 가라앉히는 방법으로 이 호흡법을 권한다.

냉각 호흡을 하는 데 필요한 혀 말기에 숙달되지 않는다면(해부학적으로 불가능한 사람도 있다.), 쉿 소리 호흡(싯카리)을 한다. 이 호흡법으로 냉각 호흡(시탈리)과 매우 유사한 냉각 효과를 기대할 수 있다. 마음에 치밀어 오른 열과 감정의 온도를 낮추는 효과가 있는 한편, 몸의 아름다움과 활기를 증진하기도 한다.

긴장에 대처하기

화와 같은 스트레스 반응은 피할 수 없지만, 이것이 에너지를 빼앗아 가게 두어서는 안 된다. 스스로 '열 받는다'고 느끼면 혈압이 오르고 심장박동이 빨라지거나 땀이 나서 불쾌할 것이다. 그럴 때는 옆 페이지의 가라앉히는 호흡법 중 하나를 시도해 보라. 몸과 감정이 차분해지는 동안 뇌에 영양을 주는 여분의 산소가 공급되어, 힘든 상황에서 최선의 방법으로 대처할 수 있다.

냉각 호흡(시탈리SHEETALI)

이 기법을 수련하기에 최적의 계절은 여름(이상적으로는 한낮)으로, 화를 가라앉히거나 몸 전체를 식히는 데 특히 효과가 있다. 편안하게 앉아서 시작한다.

1. 등을 곧게 펴고 앉는다. 입술 앞으로 혀를 조금 내민다. 혀 양옆을 위로 말아 올려 모아서 대롱 모양이 되게 한다. (사진 A 참조) 안 된다고 해서 걱정할 필요는 없다. 대신에 아래의 쉿 소리 호흡법을 한다.

2. 대롱으로 공기를 마시는 것처럼, 혀로 만든 대롱을 통해서 숨을 들이쉰다.

3. 편안한 만큼 숨을 멈추고 보유한 후, 양 콧구멍으로 내쉰다. 3~5회 반복한 뒤 이완한다.

쉿 소리 호흡(싯카리SITKARI)

이 수련법은 신체 체계를 식혀 줌으로써 심한 열을 상쇄하여 내리는 효과가 있다. 또한 집중력을 높이는 데도 도움이 된다. 냉각 호흡법과 마찬가지로 추운 날씨에는 수련하지 않는다.

1. 등을 곧게 펴고 앞에서처럼 앉는다. 입을 약간 벌리고 혀를 구부려 그 끝이 이 뒤에 닿게 한다. (사진 B 참조)

2. 이를 가볍게 닿게 하여 입으로 숨을 들이쉬며 쉿 소리가 나게 한다. 쉿 소리를 내며 입으로 공기를 들이쉰다.

3. 즉시 코로 천천히 내쉰다. 2~5회 반복하고 이완한다.

호흡의 힘　THE POWER OF BREATH

사마나 수련 연속 동작
원기를 회복하는 다섯 의례

'티베트인의 다섯 의례' 또는 더 간단히 '티베탄들(Tibetans)'로도 알려져 있는 이 연속 수련법들은 몸과 마음에 영양을 주는 것은 물론, 각각을 재활성하여 사마나 에너지를 강화한다고 알려져 있다. 수련하기에 가장 알맞은 시간은 이른 아침이다. 수련을 하는 동안에는 소화의 불 발화 장치가 위치하는 태양신경총 부위, 즉 영양을 주는 숨인 사마나 자리에 생각을 계속 집중하고 있어야 한다. 연속해서 다섯 의례를 모두 다 하는 것은 꽤 힘든 일인데, 설사 먼저 해 보고 싶은 동작이 있더라도 무작위로 선별해서는 안 된다. 적어도 각 의례를 구성하는 동작들은 전부 해야 하고, 최고 21회까지 점차 늘려 나가야 한다.

티베탄 수련의 순서

이 수련법은 다섯 의례로 구성되어 있다. 이들 각각을 몇 차례 반복하는 것에 더해, 각 의례 사이에 안정을 취하기 위한 '과도적 호흡'이 있다. 각 의례를 3~4회 반복하는 것으로 시작하여 21회까지 점차적으로 늘려 가되(이 이상 하지 않는 것이 가장 좋다.), 최종적으로 5~6분 내에 모든 동작을 끝낸다. 의례를 시작하기 전에 눈을 감고 잠시 서서 몇 차례 심호흡하며 사마나가 있는 태양신경총으로 숨이 향한다고 상상하라. 준비가 된 것 같으면 눈을 뜨고 의례를 시작한다. 만약 어지럽거나 지친 듯하면 다시 고요히 선 상태로 돌아간다.

주의: 임신했거나 고혈압이 있거나 쉽게 현기증을 느낀다면 하지 않는다. 이들 의례가 당신에게 적합한지 걱정된다면 의사와 상의하라.

CHAPTER 3 영양을 공급하는 숨, 사마나

첫 번째 티베탄 의례

1. 발은 약간만 벌리고, 팔을 양옆으로 일직선이 되게 쭉 뻗는다. 어깨에서부터 쭉 뻗어 늘인다는 느낌으로 한다. 손바닥이 바닥을 향하게 편 팔은 바닥과 수평이 되게 유지한다. 손가락은 곧게 펴고 사이가 붙어 있는지 확인하라.

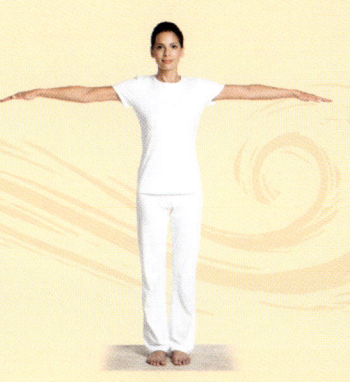

2. 고개를 돌려 오른쪽을 보면서 시계방향(오른쪽)으로 돈다. 이때 팔은 쭉 뻗은 상태를 유지한다. 처음에는 3~4회만 돌고 자신감이 생기면 점차 횟수를 늘려 21회까지 돈다. 수련을 거듭할수록 어지러움이 약해지고, 몸이 마치 태양신경총 센터로 된 에너지 소용돌이처럼 느껴지는 것을 경험할 것이다.

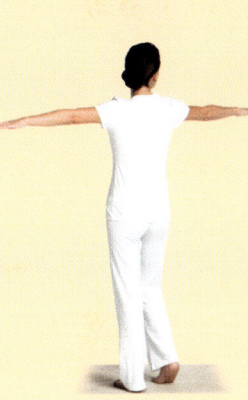

3. 돌고 난 후에 엉덩이 너비로 발을 벌리고 허리에 손을 대고 선다. 그 다음 '정리 호흡'을 한다. 코로 충분히 숨을 들이쉰 뒤, 입술을 둥글게 만들어 입으로 숨을 내쉬는 호흡법이다. 두세 차례 반복한 다음, 두 번째 의례를 한다.

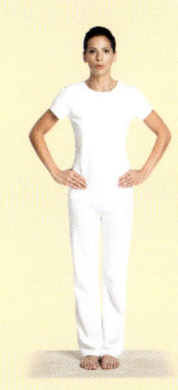

두 번째 티베탄 의례

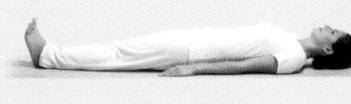

1. 다리를 붙이고 눕되, 아래로 쭉 뻗어 늘여라. 손바닥은 바닥에, 팔은 몸통 옆에 편안하게 둔다. 발목을 구부려 발끝이 머리 쪽으로 향하게 당기면서, 바닥에 닿아 있는 등 부위를 지그시 누른다.

2. 들이쉬면서 다리를 모아 발바닥이 천장을 향할 때까지 들어 올린다. 다리는 바닥과 직각이 되게 하고, 머리는 들어 올려서 턱이 가슴을 향하게 한다. 다리와 머리를 들어 올리는 동작을 한 동작으로 매끄럽게 한다. 아래쪽 등과 궁둥이는 바닥에 닿은 상태를 유지한다.

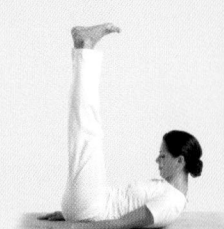

3. 코로 숨을 내쉬면서, 등을 편평하게 유지하기 위해 태양신경총 에너지를 사용하여 다리와 머리를 내린다. 바로 이어서 다리·머리 들기를 3~4회 반복한다. 점차 횟수를 늘려 21회까지 반복한다. 세 번째 의례를 하기 전에 일어서서 정리 호흡을 2~3회 한다.

세 번째 티베탄 의례

1. 발을 살짝 벌리고 무릎을 꿇는다. 양발이 평행이 되게 하여 발가락을 세우고 엄지발가락 아래의 볼록한 부분을 바닥에 놓는다. 손을 넓적다리 뒤, 궁둥이 바로 아래에 댄다. 턱은 가슴 쪽으로 내려라.

2. 코로 숨을 들이쉬면서 허리에서부터 뒤로 활처럼 둥근 모양이 되게 젖히고, 머리는 뒤로 내린다. 흉골을 천장 쪽으로 들어 올린다. 태양신경총 부위를 스트레칭 할 때, 손이 체중을 지탱하게 하라.

3. 숨을 내쉬면서 시작할 때 자세, 즉 척주를 펴고 턱을 가슴으로 당긴 상태로 되돌아온다. 바로 이어서 뒤로 젖혔다가 시작할 때 자세로 돌아오기를 3~4회 한다. 점차 횟수를 늘려 21회까지 반복하라. 네 번째 의례를 하기 전에, 일어서서 정리 호흡을 2~3회 한다.

CHAPTER 3 　영양을 공급하는 숨, 사마나

네 번째 티베탄 의례

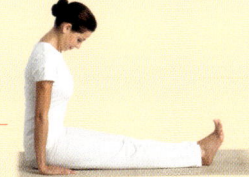

1. 다리를 쭉 뻗고 앉는다. 손은 엉덩이 양옆으로 손바닥이 바닥에 닿게 놓는다. 턱을 가슴 쪽으로 당긴다.

2. 코로 숨을 들이쉬면서 엉덩이를 들어 올림과 동시에 무릎을 굽히고 발바닥을 바닥에 댄다. 머리에서 무릎까지를 '테이블 위판'처럼 바닥과 수평으로 유지할 수 있다면, 머리를 뒤로 내린다. 장딴지와 팔을 테이블 다리로 생각하고 발이 미끄러지지 않게 하라.

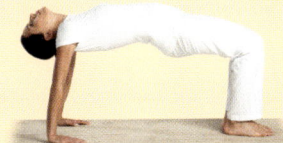

3. 다리와 궁둥이를 내리고 턱을 가슴 방향으로 당겨서 시작할 때 자세로 돌아온다. 자세를 완성하려고 팔을 굽히지 말고, 지탱하는 중심점으로 어깨를 사용하라. 테이블 위판 모양과 앉은 자세를 연속 동작으로 3~4회 쉬지 않고 한다. 점차 횟수를 늘려 21회까지 반복한다. 그런 다음 다섯 번째 의례를 하기 전에 일어서서 정리 호흡을 2~3회 한다.

다섯 번째 티베탄 의례

1. 엎드려 누워서 다리를 엉덩이 너비로 벌린다. 손가락을 앞으로, 손바닥은 바닥을 향하게 해서 손을 어깨 아래에 놓는다. 양발가락은 세우고 엄지발가락 아래의 볼록한 부분을 바닥에 놓는다. 발가락과 손이 바닥에 닿아 있을 때까지만 팔을 곧게 뻗는다. 엉덩이를 뒤쪽 위로 들어 올린다. 이는 위로 향한 개 자세다.

2. 코로 숨을 내쉬면서 엉덩이를 천장 쪽으로 들어 올리고, 팔을 편 상태를 유지하며 머리를 숙이고 뒤로 민다. 가슴으로 뒤를 향해 누르듯 민다. 손과 발로 바닥을 밀어서 체중을 고르게 배분시켜라. 이는 아래로 향한 개 자세(72페이지 참조)다.

3. 숨을 들이쉬면서 엉덩이를 내려, 위로 향한 개 자세로 돌아온다. 이들 두 자세를 연속 동작으로 3~4회 쉬지 않고 하며, 점차 횟수를 늘려 21회까지 반복하라. 그런 다음 등을 대고 바닥에 누워 태양신경총 안에 있는 숨을 느끼면서 이완한다.

93

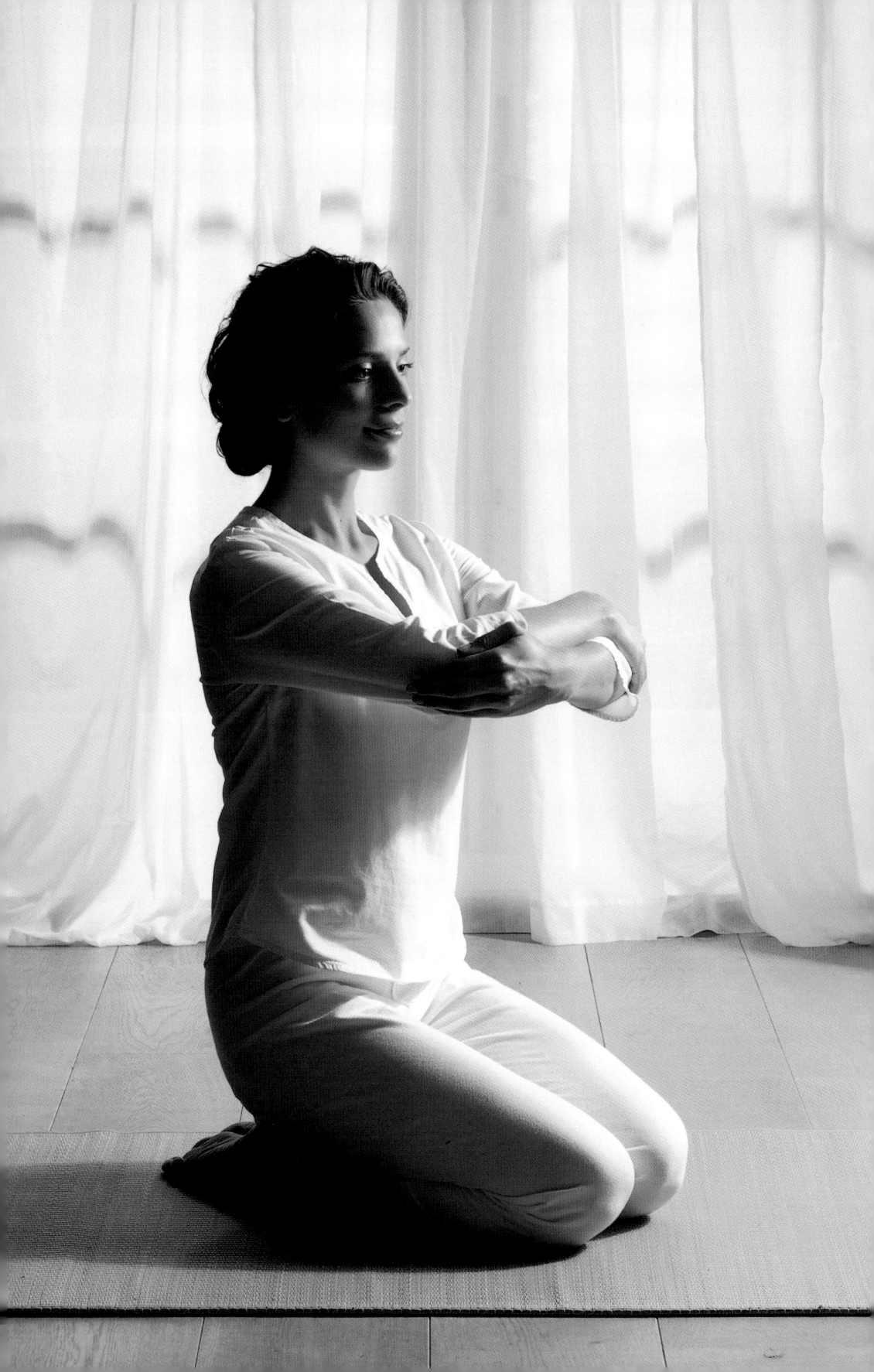

CHAPTER 4

확장하는 숨, 비야나

숨과 함께 몸속으로 들어온 공기에서 산소가 걸러져 혈액의 흐름 속으로 들어간 후, 프라나의 세 번째 양태인 비야나가 몸속 구석구석을 흘러 다니며 작용하기 시작한다. 비야나 에너지는 순환기계를 관장하고 신체의 모든 세포로 산소를 배달한다. 이와 같은 산소의 지속적인 공급 없이는 신진대사가 일어날 수 없고 음식물에서 흡수하는 에너지를 사용할 수 없다.

고대 요가 문헌들에서는 비야나 에너지가 심장에서 뻗어 나와 외부 세계로 들어간다고 설명한다. 산스크리트어 비야나(vyana)는 '확장하는', '팽창하는'으로 번역할 수 있다. 이번 장에서는 이 에너지가 육체적·감정적으로 얼마나 당신을 일깨우는지 배우게 될 것이다. 비야나 에너지는 자유에 대한 개인적인 열망을 환기하고 가슴을 자극하여 열리게 함으로써, 가족과 공동체 속에서 더 관대해지고 재능을 나누고자 하며 조화롭게 살 수 있도록 돕는다.

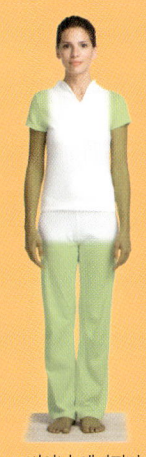

비야나 에너지가 가장 영향을 많이 주는 몸의 부위

심장에서부터 호흡하기

앞서 그랬듯 몸을 공장이라 했을 때, 비야나 에너지는 우편을 담당하는 운송부서라 할 수 있다. 즉, 프라나가 에너지와 산소를 받아들이면 사마나가 이를 소화하여 가공하고, 비야나 에너지가 몸에 있는 적합한 '작업 장소'로 구성 물질들을 배달하는 것이다. 우리 몸에서 비야나의 영향이 가장 강한 곳은 말단 부위인 팔과 다리. 비야나는 또한 위생 체계로, 각 작업 장소에서 발생되는 노폐물을 안전하고 확실하게 제거한다.

비야나 숨이 처음 하는 일은 신진대사에 필요한 세 구성 요소, 즉 산소와 소화된 음식물, 호르몬을 세포에 충분히 공급하는 것이다. 폐에서 가스 교환(26~27페이지 참조)이 일어나는 동안, 들이쉰 공기의 산소는 혈액의 흐름 속으로 들어간다. 요가 지도자들은 비야나가 적혈구 속의 혈색소 단백질로 하여금 산소를 골라내어 결합하게 한다고 말한다. 비야나 에너지는 또한 산소가 풍부한 이 혈액을 심장을 거쳐 전신으로 퍼져 나가게 하는데, 동맥을 통해 혈액이 나갈 때 적혈구는 산소를 각 조직으로 운반한다. 음식물에서 섭취된 영양분들은 소화기계에서 흡수되어 순환할 때 혈액 속으로 들어간다. 마지막으로 비야나는 신진대사를 위해 내분비샘에서 생산된 호르몬들이 방출되어 곧장 혈액 속으로 들어가 순환되어 세포에 이르게 한다.

금연해야 하는 또 다른 이유

적혈구 속의 혈색소는 산소와의 친화성보다 담배연기로부터 들이쉰 이산화탄소와의 친화성이 240배가량 더 높다. 당신이 흡연자거나 설령 아니더라도 흡연자와 같이 살고 있다면 5~15퍼센트의 혈색소가 이산화탄소와 결합하게 될 것이다. 결국 세포로 산소를 운반할 수 있는 혈색소가 상대적으로 줄어든다.

비야나 에너지 다루기

이 장의 호흡법을 수련할 때 스스로에게 다음과 같이 질문해 보라. 이 질문은 양분을 사용하고 노폐물을 제거하는 세포의 능력과 비야나의 흐름을 최상으로 만들 수 있는 방법을 알려 줄 것이다.

- 가끔 근육 경련을 경험하는가? 순환이 더 잘되게 하기 위해 운동을 더 하는가?
- 얼마나 잘 조화되어 있는가? 스스로의 움직임을 더 잘 자각할 수 있게 한다는 요가의 효과를 알아보기 위해 강습에 참여해 본 적이 있는가?
- 새로운 관념에 대해 마음을 열고 있는가? 그렇지 않다면 나를 억누르고 있는 건 무엇인가?
- 얼마나 용서하고 있는가? 사람들에게 내 마음을 어떻게 열 수 있을까?
- 과거에 깊은 슬픔을 경험해 본 적이 있는가? 이를 충분하게 표현했는가?
- 과도하게 충동적이지는 않은가? 어떻게 하면 덜 무모해질 수 있을까?
- 행동하는 방식이 '외곬'이지 않은가? 어떻게 하면 더 관대하게 행동할 수 있을까?

동시에 비야나는 혈액이 노폐물을 제거하고 세포로부터 신진대사의 유해한 부산물을 골라내어 정화하고 없애는 것을 돕는다. 예를 들어 이산화탄소는 혈액의 흐름에서 나와 가스 교환을 하는 동안 폐로 들어가고, 날숨을 따라 몸 밖으로 배출된다.

비야나가 막힘없이 흐를 때 신체 모든 부위는 영양을 골고루 공급받고 노폐물을 효과적으로 제거한다. 만약 어떤 부위에서 비야나의 흐름이 순조롭지 못하다면, 그 부위는 산소와 호르몬, 영양분을 제대로 공급받지 못한다. 예를 들어 적당량의 산소가 없다면 비타민이 풍부한 음식도 알맞게 쓰일 수 없을 것이다. 노폐물의 제거 또한 순탄치 못하여 그 부위에 작용 효율성이 낮아진다. 결과적으로 근육 경련에서부터 감정적인 증상에 이르기까지 다양한 질환이 발생할 것이다.

비야나를 건강하게 유지하려면 이번 장에서 설명하는 호흡 기법을 수련하고, 규칙적으로 운동해야 한다. 몸을 움직임으로써 모세혈관(세포와 상호작용하는 작은 혈관)이 영양분과 노폐물의 상호 교환을 지속적으로 잘 할 수 있게 돕는다.

비야나 심상화 : 비야나 방사하기

비야나는 심장에 본부를 두고 있다. 이곳은 다른 사람들과 접촉하고 삶의 즐거움으로 인한 감동을 받는 능력을 관장하는 아나하타 차크라가 위치한 곳이다. (33페이지 참조) 분배하고 확장하는 양태인 비야나는 이 에너지 센터에서부터 방사되어 나와 몸의 구석구석으로 퍼져 나간다. 이로써 모든 세포에 영양을 공급하고 세포로부터 노폐물을 빼내 실어 나르며 동시에 감정과 생각도 전달한다.

'모든 곳에 널리 퍼져 있는 프라나'인 비야나는 또한 몸에 있는 모든 것을 세상의 모든 것과 연결한다. 예컨대 숲을 거닐며 즐겁다고 느끼는 것과 집단 속에서 어떤 경험을 공유하는 것은 비야나의 표현이다. 비야나를 더 원활히 흐르게 하여 의미 있는 방식으로 자신을 표현하고 영적으로 더 충만한 삶을 살고 싶다면, 호흡 심상화 수련을 하라. 이 수련법은 약화되거나 결핍된 비야나를 강화하는 데도 도움이 된다. 소외되고 고독하다는 느낌, 행동하는 데 '걸림'이 있다거나 에너지가 결핍된 듯한 느낌, 신체 기능의 조화가 깨졌다는 느낌을 받는다면 비야나가 약화되었다는 증거다. 비야나 숨은 심장과 폐를 열어 몸의 다른 부위뿐만 아니라 주변 세계와 미래에까지 에너지를 방사한다. 이렇게 비야나 에너지는 육체적·에너지적·영적인 모든 층위의 성장을 촉진하며, 또한 나머지 양태의 프라나에서 발생하는 불균형을 보완할 수 있는 에너지 지원 체계를 제공한다.

경련에 대처하기

다리나 발에 경련이 자주 일어난다면 비야나의 흐름이 막힌 것이다. 이때 '비야나 숨 호흡법'을 하면 도움이 된다. 2장에서 설명한 '태양 경배 자세'도 마찬가지 효과가 있다.

호흡의 힘 THE POWER OF BREATH

비야나 숨 호흡법

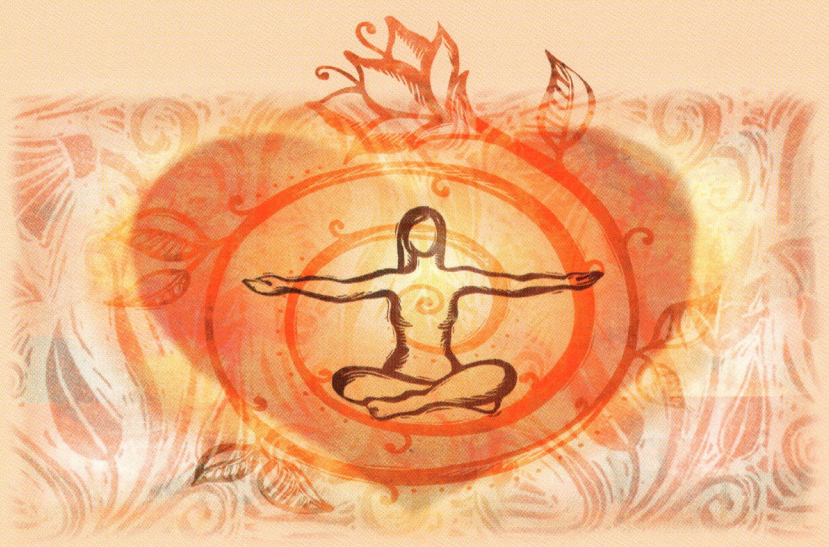

이 수련법은 외부로 팽창하고 즐거움을 주는 비야나 에너지의 본성과 당신이 조화를 이루게 한다. 다리를 교차하고 앉아서 시작하라.

1. 등을 곧게 펴고 앉아서 입술을 부드럽게 다문다. 손을 포개 흉골 위에 놓는다.

2. 코로 숨을 깊게 들이쉬면서 팔을 어깨 높이로 들어 가능한 한 넓게 뻗는다. 온 세상을 껴안는다고 생각하고 긍정적인 에너지가 심장과 폐에 충분히 배어든다고 심상화하라.

3. 들이쉬는 숨의 끝에 멈추고 숨을 보유하면서, 팔을 넓게 벌린 상태를 편안하다고 느껴지는 만큼만 유지한다. 심장에서 뻗어나가 당신 존재의 모든 부분을, 그런 다음 지평선까지를, 더 나아가 무한을 에워싸는 오렌지색 소용돌이로 비야나 에너지를 심상화하라.

4. 코로 숨을 내쉬면서 팔꿈치를 구부려 손을 흉골 위에 올려놓는다. 5~10회 반복한 뒤, 팔을 풀고 눈을 뜬다.

CHAPTER 4 확장하는 숨, 비야나

비야나에 얽힌 우화 : 알맞은 때 기다리기

옛날, 여러 해 동안 호흡 수련을 했지만 삶의 방식이 바뀌지 않고, 호흡 수련이 가져다주는 유익함들 중 어떤 것도 얻지 못한 수행자가 있었다. 환멸을 느낀 그는 스승을 찾았고, 그로부터 다소 색다르고 쉬운 호흡 수련법들을 배웠다. 그것은 준비 단계의 수련법들로, 여태까지 그가 해 왔던 수련법들보다 훨씬 더 단순했다. 스승은 또한 그에게 건강에 좋은 음식을 먹고 윤리적 원칙에 맞게 생활하라고 지도했다. 그는 부지런히 수련했지만, 한편으로는 좀 더 고급 수련법들을 전수해 달라고 멈추지 않고 스승을 졸랐다. 처음 2년간 스승은 그가 원하는 가르침을 전수하여 간절한 요구를 충족해 주었다. 점차 그는 수련법들에 익숙해졌고 특별한 가르침을 달라고 스승을 괴롭히던 일을 잊었다. 대신 규칙적으로 수련하고 스승이 가르쳐 준 원리에 따라서 생활했다. 몇 년 후, 스승은 그를 불러 숨을 완전하게 내쉰 뒤 깊게 들이쉬게 했다. 들숨의 끝에 숨이 멈추어지기 시작하자 그는 자신의 세계가 모든 한계를 넘어서서 확장되는 것을 느꼈다.

우화에 대한 설명

스승은 제자에게 삶의 방식을 바꾸도록 지도했다. 호흡 수련에서 최고의 효과를 얻기 위해서는 몸뿐 아니라 마음도 정화해야 한다는 것을, 그리고 삶에 그러한 변화가 있기까지 시간이 걸린다는 것을 알고 있었기 때문이다. 스승은 또한 비야나 에너지가 육체적·영적 성장을 촉진하는 순간을 기다릴 수 있어야만 그 변화에서 얻을 게 있다는 것을 잘 알고 있었다. 요가 철학의 가르침에 따르면 호흡은 풀밭에 불을 붙일 만한 힘을 가진 불똥과 같다. 풀이 알맞게 준비되어 있으면, 즉 충분히 자라서 잘 건조된 상태라면 몇 분 지나지 않아 풀밭 전체가 활활 탈 수 있다. 그러나 준비가 잘 되어 있지 않거나 충분히 준비된 상태가 아니라면 연기만 내다 말거나 불꽃이 채 번지지 못할 것이다. 설령 아주 단순한 호흡 기법이라 할지라도 규칙적으로 하면, 활발하게 작용하지 못하던 외부로 확장하는 비야나 에너지는 향상된다.

CHAPTER 4 확장하는 숨, 비야나

순환 조절하기

특정 부위에서 에너지가 결핍되었거나 만성 통증과 과도한 냉증, 또는 긴장성 두통을 쉽게 느낀다면 심상화와 비야나 숨을 사용하여 그곳의 에너지 흐름을 증가시켜라. 에너지 불꽃으로 모든 잠재 에너지에 불을 붙이는 것이다. 편안하게 눕거나 앉아서 시작한다.

1. 입술을 부드럽게 다물고 코로 숨을 쉰다. 눈을 감고 호흡에 주의를 집중하여 리듬감 있게, 충분히 호흡하도록 한다. 매 들숨과 함께 팽창한 숨이 장애가 있는 부위에 이르러, 다시 건강하게 순환하도록 만든다고 심상화한다. 숨을 멈추지 마라. 충분히 내쉬어서 내쉬는 숨이 장애를 돌파하고 활기차게 흐르도록 한다.

2. 호흡을 조절하는 데 어려움이 있다면 숨을 들이쉴 때 정수리에 주의를 집중하여 비야나 숨이 바깥으로 팽창해 나간다고 상상하고 내쉴 때 집중된 자각을 이마로 내린다. 들이쉬면서 이마에서도 동일하게 숨이 확장된다고 상상한 다음, 내쉬면서 머리 뒷면으로 중심점을 내린다. 마찬가지로 숨을 내쉴 때마다 뇌의 밑바닥, 목, 인후, 심장 부위, 태양신경총, 배꼽을 둘러싼 부위, 콩팥, 천골(엉치등뼈) 부위, 마지막으로 척주의 맨 밑바닥까지 차례차례로 중심점을 아래로 떨어뜨려라.

3. 반대로, 숨을 내쉴 때마다 앞서와 동일한 부위들을 통하여 에너지가 상승하도록 조절한다. 들이쉴 때마다 비야나 에너지가 바깥으로 확장된다고 느껴라. 그런 다음 이완한다.

4. 의식적으로 숨 에너지를 마음대로 조절할 수 있다고 느낄 때까지 규칙적으로 수련한다.

호흡의 힘　THE POWER OF BREATH

상자 밖에서 생각하기

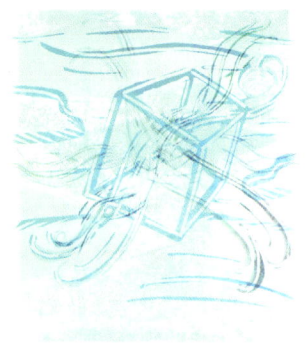

호흡은 보통 들숨과 날숨으로 이루어져 있는데, 의도에 따라 숨을 멈추고 보유할 수 있다. 이는 비야나 에너지를 고무하고 정신적 지평을 확장한다. 교호 호흡(67페이지 참조)에서도 폐를 가득 채우고 숨을 멈춘다. 옆 페이지의 '상자 호흡' 기법에서 두 가지 다른 호흡 보유 방식을 설명하는데, 하나는 숨을 들이쉰 다음 하는 것이고, 다른 하나는 폐를 비우고 하는 것이다. 후자를 숨의 '외적' 보유라고 하는데, 신경의 긴장을 완화하고 적극적인 고요함의 상태가 되도록 고무한다. 숨을 들이쉴 때 혈압은 약간 올라가고 내쉴 때 내려가는 경향이 있어서, 폐가 빈 상태로 숨을 멈추고 유지하는 것은 호흡 주기에서 가장 고요한 부분이다. 아사나를 한 다음, 이 호흡법을 매일 수련하려 노력하라. 들숨·멈춘 숨·날숨·멈춘 숨의 네 측면으로 사각형을 만들어 호흡을 심상화하는 것이 도움이 될 것이다. 비야나 숨은 항상 외부로 확장하므로, 이 사각형을 3차원적인 상자로 만들어서 지켜보라.

호흡 참는 시간 늘리기

숙달되면 상자 호흡을 하면서 숨을 멈추고 보유하는 시간을 차츰 늘려 훈련한다.

- 초급 단계: 들숨(2초) — 멈춘 숨(16초) — 날숨(8초) — 멈춘 숨(2초)
- 향상 단계: 들숨(4초) — 멈춘 숨(16초) — 날숨(8초) — 멈춘 숨(4초)
- 중급 단계: 들숨(4초) — 멈춘 숨(16초) — 날숨(8초) — 멈춘 숨(6초)
- 고급 단계: 들숨(4초) — 멈춘 숨(16초) — 날숨(8초) — 멈춘 숨(8초)

상자 호흡

수련하기 전에 한쪽 콧구멍 호흡과 쉬운 교호 호흡(65페이지 참조)과 교호 호흡(67페이지 참조)이 숙달되었는지 확인하라. 편안하게 앉아서 시작한다.

1. 등을 곧게 펴고 앉아 입술을 부드럽게 다물고 심장박동에 집중한다. 왼손 손바닥을 위로 해서 왼쪽 넓적다리 위에 놓고 오른손은 비슈누 무드라(66페이지 참조)를 해서 얼굴 앞에 둔다.

2. 엄지손가락으로 오른쪽 콧구멍을 닫고, 넷까지 세며 왼쪽 콧구멍으로 숨을 들이쉰다. 폐를 채우고 있는 차고 건조한 공기를 느껴 보라.

3. 엄지손가락과 약손가락, 새끼손가락으로 양쪽 콧구멍을 부드럽게 막는다. 숨을 멈추고 열여섯까지 센다. 다시 심장박동 소리에 집중한다.

4. 왼쪽 콧구멍을 막은 상태로 엄지손가락을 떼고, 오른쪽 콧구멍으로 숨을 내쉬면서 여덟까지 센다. 몸에서 나가고 있는 따뜻하고 촉촉한 공기를 느껴 보라.

5. 내쉬는 숨의 끝에 엄지손가락과 약손가락, 새끼손가락으로 양쪽 콧구멍을 막고 숨을 멈추어 둘까지 센다. 가상의 줄이 횡격막을 인후 방향으로 끌어올린다고 상상하라.(복부 들어올리기, 85페이지 참조)

6. 왼쪽 콧구멍을 막은 채 엄지손가락을 떼고, 오른쪽 콧구멍으로 숨을 들이쉬며 넷까지 센다.

7. 엄지손가락과 약손가락, 새끼손가락으로 양쪽 콧구멍을 막고 숨을 멈춘 다음, 열여섯까지 센다.

8. 오른쪽 콧구멍을 막은 채 왼쪽 콧구멍의 손가락을 떼고, 왼쪽 콧구멍으로 숨을 내쉬며 여덟을 센다.

9. 양쪽 콧구멍을 막고 숨을 멈춘 뒤, 앞서와 마찬가지로 횡격막을 들어 올리면서 둘까지 센다. 여기까지가 한 라운드다. 매일 5라운드를 목표로 수련한다.

주의: 임신 중에는 대신 쉬운 교호 호흡을 수련하고, 우울증이나 저혈압이 있다면 피한다.

호흡의 힘　THE POWER OF BREATH

호흡과 함께 걷기

"뼈로 호흡하는 자는 축복받은 자다."
―인도의 금언

아침에 산책하든 저녁 식사 후 한가롭게 거닐든 간에, 걷기를 습관화하면 비야나 숨 에너지와 연결되고 여기저기 다님으로써 세계관 또한 넓힐 수 있다. 걷기는 심장과 폐의 상태를 조절하고 스트레스를 경감하며, 소화력을 높인다. 폐로부터 생기 없는 공기를 효과적으로 배출하고 배설을 촉진하기도 한다. 걸을 때 호흡을 관찰하며 또한 정신적인 수다로부터 마음을 청소할 수 있다.

어떤 일에 서투르거나 쉽게 사고가 나는 것은 호흡과 충분히 연결되어 있지 못하기 때문이다. 몸과 마음, 호흡 사이가 분리되면 쉽게 흔들리고 균형이 깨지고 멍한 상태에 빠지거나 감정적으로 무뎌지게 된다. 에너지를 확장하여 주위 사람들과 연결되기보다는 '머릿속에서' 지나치게 많은 시간을 보내는 것 또한 비야나 에너지가 고갈된 표시다. 이 숨과 연결되기 위해서는 거의 매일 걷는 데 시간을 투자해야 한다. 가능하다면 잔디가 깔린 곳이나 해변을 맨발로 거닐고, 옆 페이지의 '호흡과 함께 명상하며 걷기' 수련을 해 보라. 변형된 방법을 시도해 보는 것도 좋다. 몸통 양옆으로 손을 이완하여 두고 보통의 걸음걸이로 걷기 시작하여, 점차 보폭을 넓혀라. 보폭을 크게 해서 걸으면 팔이 더 크게 흔들려 걷는 속도 또한 더 빨라질 것이다.

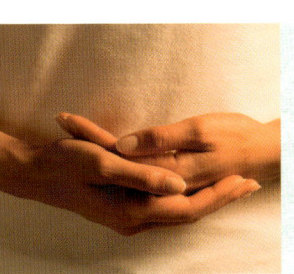

명상 무드라

손바닥을 얼굴로 향하게 하여 허리 높이에서 왼손을 오른손 위에 포개 놓아라. 이는 우리를 둘러싼 세계로부터 들어오는 영적인 에너지를 받아들이는 손동작이라 여긴다.

호흡과 함께 명상하며 걷기

우선 집 밖의 평화로운 장소를 찾는다. 가능하다면 항상 맨발로 수련한다.

1. 먼저 당신 자신을 확고히 안정되게 한다. 엉덩이 너비로 벌린 발을 11자 모양으로 평행이 되게 놓는다. 팔은 몸통 옆에 이완해서 둔다. 눈을 감고 부드럽게 입술을 다문다. 양발로 바닥을 누르듯이 단단히 고정하고, 발 전체에 체중을 고르게 배분하고서 자신이 대지와 연결되어 있다고 심상화하라. 발가락을 들어 쫙 편 다음 다시 바닥에 내려놓는다. 코로 몇 차례 깊게 호흡을 하면서 1~2분 정도 이 자세를 유지한다.

2. 준비가 됐다고 느껴지면 천천히 눈을 반쯤 뜬다. 대략 50센티 앞의 바닥에 시선을 고정한다. 손으로 명상 무드라 동작을 취한다.

3. 천천히 작은 보폭으로 걷기 시작한다. 15센티 정도 앞으로 오른발을 내딛는다. 왼발을 내딛기 전에 잠시 멈추고 안정적인 상태로 스스로를 이끈다. 동일 보폭으로 왼발을 내딛고 다시 잠시 멈추어 안정적인 상태를 유지한다. 이런 식으로 자각하면서 계속 걷는다.

4. 딛는 한 걸음 한 걸음 모두 호흡과 조화되게 한다. 들이쉬면서 왼발을 들어 올리고, 내쉬면서 바닥에 내려놓는다. 잠시 후, 자연스러운 리듬에 맞게 얼마나 잘 걷고 있는지 주목해 보라.

5. 걸을 때 의식적으로 체중이 몸의 중심에서 균형 잡히게 유지한다. 체중이 앞으로 쏠리거나 뒤에 그대로 있게 하지 말라. 발이 바닥에 닿을 때 깊게 뿌리내려 안정되는 것을 느껴라.

6. 걷는 것과 몸이 어떻게 관련을 맺는지 관찰한다. 양 무릎이 어떻게 굽혀지고 들어 올려지고 펴지는지 보라. 발목, 엉덩이, 척주, 어깨에서 일어나는 움직임을 자각한다. 주의가 산만해지면 호흡으로 다시 주의를 돌린다. 자세를 풀고 평상시 행동으로 돌아오기 전에 편안하다고 느껴지는 만큼 수련한다.

호흡의 힘 THE POWER OF BREATH

자신의 이미지 고양하기

"숨을 내쉴 때 공기의 흐름이 코에서 12손가락 너비로 측정된다. 노래할 때는 16손가락 너비까지, 말할 때는 24손가락 너비까지 늘어난다. 격렬한 운동을 할 때는 훨씬 더 늘어나게 된다."
—『게란다 삼히타 Gheranda Samhita』, 84-86

호흡 수련을 규칙적으로 하기 시작하면 과거에 어렵다고 생각했던 과제를 별다른 노력 없이 마칠 수 있고 대중 앞에서도 자신이 믿는 바를 주장할 수 있다. 대중을 상대로 말하기 두려워하는 것은 스스로에게 부과하는 가장 일반적인 한계들 중 하나다. 회의 중 의견을 말하거나 대중 앞에서 리포터를 발표하거나 자신의 견해를 말하는 것을 불안해한다면 이 두려움의 감정이 몸에 흡수되어 체화되기까지 여러 해가 흘러왔다는 것을 의미한다.

'확장 명상'과 함께 외부로 확장하는 본성을 가진 비야나 숨을 사용함으로써, 이 정신적 장애물을 해체하고 자신에 대해 생각하는 방식을 고무할 수 있다. 그럴 때 스스로에게 부과한 감정적·행동적 장애가 어떻게 무너져 내리는지 지켜보라. 그리고 참된 자아를 빛나게 하는 해방감을 만끽하라.

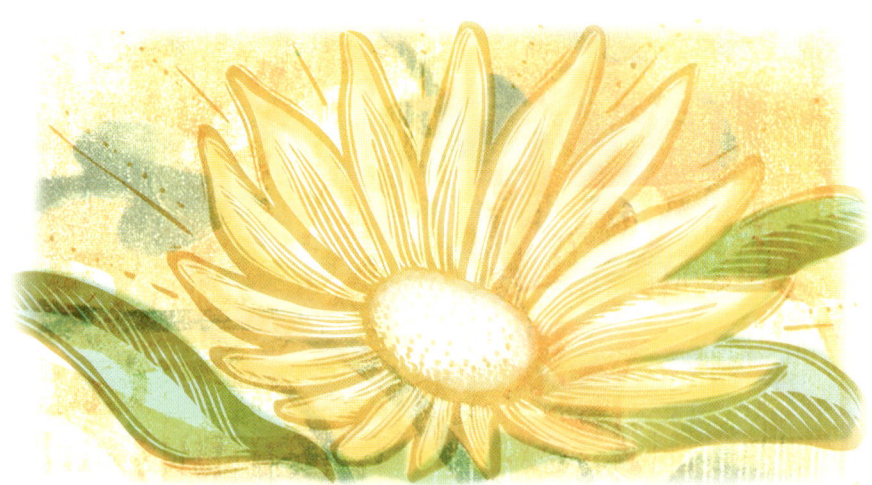

CHAPTER 4 확장하는 숨, 비야나

확장 명상

이 명상법을 통해 외부로 확장하는 속성을 가진 비야나 숨을 육체적으로 경험할 수 있다. 편안하게 앉아서 시작하라. (45~47페이지 참조)

1. 등을 곧게 펴고 앉아서 입술을 부드럽게 다문다. 눈을 감고 코로 몇 차례 깊게 숨을 들이쉰다. 그런 다음 호흡 조절하기를 멈춘다. 자연스럽게 호흡이 일어나도록 하여, 편안하게 느껴질 정도로 깊거나 길게, 또는 빠르거나 느리게 한다.

2. 대지와 연결되어 있는 몸의 부위들을 자각하고 숨을 이들 부위로 보내어 무슨 일이 생기는지 관찰하라. 아래로 팽창하거나 무거워진다고 느낄 것이다. 또는 믿을 수 없이 가볍다고 느끼거나 심지어 공중으로 떠오르는 느낌을 받을 수도 있다.

3. 몇 분 후, 주의를 몸의 왼쪽으로 옮기고 그쪽으로 에너지를 방사하고 있다고 심상화하라. 왼쪽 다리, 허리, 팔, 목, 볼, 관자놀이로 숨을 보내고 있다고 상상한다. 몸이 어떻게 느껴지는지 주목해 보라. 왼쪽으로 확장되는 것이 느껴지지 않는가?

4. 몸의 오른쪽을 자각하고 숨을 그쪽 부위로 보낸다. 효과를 관찰하라. 오른쪽으로 확장되는 것처럼 느껴지지 않는가?

5. 이제 숨을 몸의 뒤쪽으로 보내라. 단지 뒤가 아니라 목덜미와 팔과 머리의 뒤쪽으로. 몸이 어떻게 느껴지는지 주목해 보라. 뒤쪽으로 확장되는 것처럼 느껴지는가?

6. 몸의 앞쪽도 동일하게 반복한다. 숨을 복부에서 가슴으로, 팔, 인후, 얼굴로 보내라. 몸의 앞쪽으로 에너지가 어떻게 방사되는지, 앞으로 얼마나 확장되는 것처럼 느껴지는지 관찰하라.

7. 몸의 윗부분을 잘 살펴본 다음, 숨을 어깨와 머리, 두피로 보낸다. 차례로 몸의 각 부위들로부터 에너지가 얼마나 멀리 방사되는지 주목한다. 그런 다음 이들 모두가 동시에 위로 팽창하는 것을 느껴라.

8. 마지막으로 몸 전체가 매 호흡과 동시에 모든 방향으로 팽창하는 것을 느낀다. 도움이 된다고 생각하면 "나는 한 사람으로 존재한다." 또는 "누구도, 무엇도 나를 멈추게 할 수 없어."와 같은 확언을 반복한다. 눈을 뜨기 전까지 조용히 앉아 있는다.

호흡의 힘 THE POWER OF BREATH

폐 열기

호흡기계를 강화하면 비야나 숨을 풍부하게 하기 위한 육체적인 토대를 확고히 닦는 데 도움이 된다. 호흡기계의 능력을 고무하고자 할 때, 특히 호흡 수련을 하며 지친다고 느껴질 때 옆 페이지의 '모래주머니 호흡법'을 사용하라.

  호흡 메커니즘의 활력은 허리 위쪽의 힘이 얼마나 강한지에 달려 있는데, 이곳이 횡격막이 자리한 곳이다. 횡격막은 둥근 천장 모양의 근육으로 몸통을 두 부분으로 나누는데, 윗부분은 심장과 폐를 포함하는 흉강을 이루고 아랫부분은 소화기와 비뇨 생식기의 대부분이 단단히 싸인 채 복강 속에 들어 있다. 모래주머니 호흡법은 호흡하는 방법에 대한 자각을 높이는 한편, 횡격막 부위를 강화하고 복부 근육을 정상화한다.

피해야 할 음식

요가 철학자들은 나트륨, 칼슘, 설탕, 포화지방이 높은 음식물은 비야나 에너지를 수축시켜 억제할 수 있다고 말한다. 유제품이나 기름범벅인 음식, 과하게 달거나 짠 음식 역시 점액을 증가시켜서 호흡하기 어렵게 만든다고 여긴다. 확장하는 숨을 강화하기 위해서는 단백질과 탄수화물, 오메가 3 기름, 마그네슘, 칼륨, 아연, 셀레늄이 풍부한 음식을 먹는 것이 좋다. 물을 많이 마시는 것도 도움이 된다. 다음에 소개하는 음식은 줄이려 노력하라.

- 정크 푸드(칼로리는 높지만 영양가가 낮은 인스턴트식품 등)와 조리가 다 되어 있는 음식
- 흰 밀가루로 만든 빵·과자류와 청량음료(특히 매우 차거나 얼음과 함께 제공된 것.)
- 백설탕으로 만든 디저트나 단것. 특히 단백질이 풍부한 음식을 먹은 후에는 피한다.
- 과식(설령 건강식이라 하더라도.)

모래주머니 호흡

이 호흡 수련은 딱딱한 바닥에서 한다. 침대도, 푹신하거나 속에 충전재를 넣은 가구도 피한다. 몸이 필요로 하는 만큼 지탱해 주지 못하기 때문이다. 모래주머니가 없으면 전화번호부를 대신 사용하라. 삼일 연이어 수련하고 하루 쉬는 방식으로 한 달 동안 수련한다. 머리로 물구나무서기, 어깨로 서기(116~117페이지, 160페이지 참조)와 같은 거꾸로 서는 요가 자세로 이 호흡법을 보완하는 것이 좋다. 초심자라면 가슴을 확장하는 물고기 자세(115페이지 참조)로 보완해 준다.

1. 다리를 쭉 뻗어 단단한 바닥에 등을 대고 눕는다. 다리를 벌리고 발 역시 자연스럽게 벌어지게 둔다. 팔은 몸통 양옆으로 약간 떨어지게 놓고 손바닥은 천장을 향하게, 손가락은 약간 말려 있게 둔다.

2. 눈을 감고 입술은 부드럽게 다물고서 코로 호흡한다. 호흡을 관찰하라. 숨을 들이쉴 때마다 복부가 가득 차면서 부푼다고 심상화하라. 그런 다음 내쉴 때 복부가 비어 가면서 내려가는 것을 마음의 눈으로 잘 지켜본다. 안정감이 들 때까지 1~2분 정도 계속한다.

3. 모래주머니나 전화번호부를 복부 위에 얹고, 동일한 깊이의 복식호흡을 계속하려 노력하라. 복부 위에 얹어 둔 것의 무게로 인해 들이쉴 때 폐를 팽창하는 데 힘이 더 들 것이다. 반대로 내쉬는 숨은 더 쉽게 할 수 있다. 매일 5분간 수련한 뒤 이완하라. 차츰 시간을 늘려 하루에 10분까지 수련한다.

주의: 지친다는 느낌이 들거나 호흡이 힘들면 모래주머니를 치운다. 임신 중에는 하지 않는다.

연민으로 호흡하기

> "참자아는 심장에 살고 있다. 거기에서 101개의 미세 통로가 바깥을 향해 뻗어 나와 있고
> 각 하나하나마다 백 개의 가지를 가지고 있으며, 이들 각각은 또한 72,000개의 하위 가지들을 가지고 있다.
> 이들 모두는 비야나로 알려져 있는 확산하는 (숨의) 흐름 아래에 있다."
> ―『프라스나 우파니샤드Prasna Upanishad』, 3.7

비야나 숨은 외부로 확장하는 에너지로, 심장에서부터 나오며 다른 사람과 관계를 맺게 하는 힘을 준다. 옆 페이지의 '사랑과 연민 호흡법'은 스스로의 마음을 보게 하여 타고난 연민을 발견하고, 모든 사람에 대한 인내와 선의의 자세를 기르는 데 사용된다. 애정이 충만한 넓은 마음을 기르거나 누군가로 인해 화가 났을 때, 힘든 상황에 직면했을 때 규칙적으로 수련하는 게 좋다.

시작하기 전 잠시 앉아, 들이쉰 공기에 대해 생각해 보라. 당신은 매년 5백만 리터보다 많은 양의 공기를 들이쉰다. 어떻게 지구상의 모든 사람들이 같은 공기를 들이쉬는지에 대해 생각해 보라. 유전자나 사회적 지위, 정치적 경향성과는 상관없이 모든 존재와 자연이 준 것들을 공유한다. 이 수련을 하는 동안 진심에서 우러나 그들 모두와 연관되어 있다는 느낌을 받을 것이다. 이런 느낌은 스스로에 대한 좋은 감정을 만들어 내는 비야나 에너지에 집중함으로써 시작된다. 자신을 사랑하지 않으면 다른 사람과 관계를 맺는 것 또한 불가능하기 때문이다.

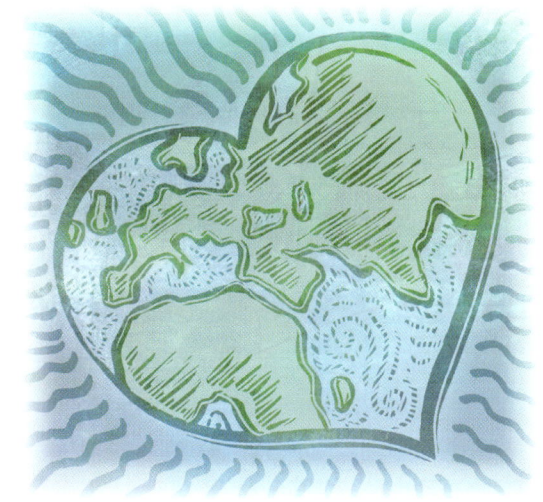

CHAPTER 4 확장하는 숨, 비야나

사랑과 연민 호흡

편안하게 앉아서(45~47페이지 참조) 허리띠를 비롯한 몸을 죄는 것들을 모두 느슨하게 푼다. 이 수련을 하면서는 해변가나 숲이 우거진 골짜기에 있다고 심상화할 필요가 없다. 그저 있는 곳에 존재하라.

1. 척추를 곧게 펴고 앉아서 부드럽게 입술을 다문다. 손은 명상 무드라(106페이지 참조)를 취하여 무릎 위에 놓고 눈을 감는다. 천천히 고르게 코로 숨 쉬면서 심장에 주의를 집중하라.

2. 만족감을 느꼈을 때를 생각해 내어, 어디에 있었고 누구와 함께 있었는지 기억하면서 깊게 호흡한다. 잠깐 동안 그 장면을 다시 떠올려 보라. 이제 세부적인 장면들로 들어가 보자. 계속해서 그 장면들에서 보이는 행복을 느껴라. 가슴에서 따뜻한 불빛을 경험할 수도 있다. 스스로에게 평화롭고 행복한 생각을 보내면서, "내가 행복하길.", "내게 평화와 만족이 있길.", "내게 사랑과 연민이 가득하길."과 같은 생각을 반복하라. 처음 수련할 때 몇 번은 여기서 수련을 마친다.

3. 며칠 뒤에 준비가 됐다고 느껴지면 1, 2단계를 반복한 다음, 당신을 돌봐 주는 사람에 대해 생각한다. 2단계에서 사용했던 구절을 정신적으로 반복하는 동안 마음속으로 그 사람의 이미지를 떠올린 상태를 유지하라. 이제 그 사람의 이름과 "행복하길.", "평화롭고 만족하길." 등의 구절을 읊조림으로써, 행복감을 그 사람을 향해 보낸다.

4. 잠시 후에 당신이 사랑하는 다른 사람들을 생각 속에 포함시켜 상상하고, 사랑과 연민의 감정을 일깨우기 시작하라. 그리고 앞서 말했던 구절들을 동일하게 읊조린다.

5. 일단 사랑의 생각을 이들에게 방사할 수 있다면 따뜻한 감정을 중립적으로 느끼는 존재들, 예컨대 이웃과 동료, 나아가 동물에까지 확장한다. 그들에 대해서도 앞서 말했던 구절들을 동일하게 반복하라.

6. 마지막으로 대하기 어렵거나 싫어하는 사람들에게 이 감정을 건네려 하라. 다시 앞서 말한 구절들을 반복한다. 처음에는 부정적으로 느껴지는 사람들에게 호의를 보내는 것이 내키지 않을 것이다. 이는 자연스러운 감정이다. 그러니 거부감이 들면 자신에게 관대해지고 인내를 가져라. 깊게 호흡하고 확장된 마음 상태를 자각하면서 매일 10분간 수련하라.

비야나 수련 연속 동작
사고방식 확장을 위한 자세

요가 자세의 '왕'이라 일컫는 '머리로 물구나무서기(116~117페이지 참조)'는 확장하는 숨을 강화하는 데 유익하다. 규칙적으로 수련하면 머리와 상체에 밝게 빛나는 비야나 에너지가 풍부해진다. 또한 몸을 거꾸로 세워 피가 심장으로 되돌아가게 함으로써, 비야나 에너지의 기능을 수행하는 심장과 순환기계를 쉬게 한다.

요가를 처음 배운다면 심장을 확장하는 특성을 가진 또 다른 동작, '물고기 자세'를 먼저 수련하여 머리로 물구나무를 설 수 있게 준비하라. 이 자세는 가슴을 열어 호흡량을 늘리고, 감정 역시 더 '열리는' 느낌을 준다. 얕게 호흡하는 경향이 있으면 공황 발작증이 있거나 천식으로 고생할 것인데, 이를 규칙적으로 수련하면 순환기계를 강화하고 호흡 장애를 완화하는 데 도움이 된다. 그러나 천식이 발작했을 때는 어떠한 요가 자세도 절대 하지 말아야 한다.

연속 동작 완성하기

요가를 처음 접했다면 물고기 자세를 먼저 수련하거나 어깨로 서기, 혹은 쟁기 자세(160~161페이지 참조)를 익힌 뒤 물고기 자세를 한다. 자세를 편안히 유지할 수 있으면 머리로 반물구나무서기 자세(116페이지 참조)를 시도한 다음, 확신이 서면 완전한 자세를 취하라. 생각하는 것만큼 육체적으로 어렵지 않을 수 있을 뿐더러, 두려움과 직면함으로써 이를 극복할 수도 있다. 이때 비야나 에너지가 작용한다. 요가 수행을 해 온 사람이라면 머리로 반물구나무서기를 한 다음, 완전한 물구나무서기(117페이지 참조)를 해서 시작하고, 물고기 자세로 마친다. 거꾸로 서는 동작을 할 수 없는 상태(117페이지의 주의 참조)라면 물고기 자세만 한다.

CHAPTER 4 확장하는 숨, 비야나

물고기 자세(맛시야사나MATSYASANA)

1. 바닥에 누워 다리를 일직선으로 쭉 뻗고 다리와 발을 모은다. 손바닥을 아래로 해서 손을 넓적다리 아래에 옆으로 나란히 붙여 놓는다.

2. 팔꿈치를 구부리면서 바닥을 민다. 가슴을 들어 올린 다음, 정수리가 바닥에 부드럽게 닿을 때까지 조심스럽게 머리를 뒤로 젖힌다. 이때 체중은 팔꿈치로 지탱하라. 머리나 목에는 거의 무게가 실리지 않아서 힘이 들어가지 않는다.

3. 10~30초 정도 자세를 유지한다. 이 자세에서는 가슴이 넓게 열려서 가능한 깊게 숨을 쉴 수 있게 됨으로써 효과를 얻는다. 호흡과 조화롭게 가슴을 움직이게 하기 위해, 갈비뼈를 산소를 마시기 위해 열리는 물고기의 아가미와 같다고 상상하라. 이는 몸 전체에 비야나의 순환을 촉진한다. 점차 시간을 늘려서 2분 정도 자세를 유지한다.

4. 동작을 풀 때는 머리를 살짝 들어 미끄러지듯 머리 뒤와 아래쪽 등을 바닥으로 움직여 내린다. 이 상태로 누워서 몇 분간 이완한다.

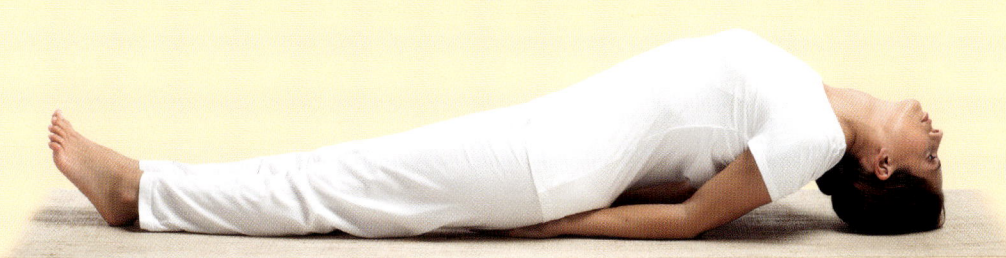

주의: 편두통이 있거나 채찍질 손상(편타성 손상; 주로 교통사고로 목에 발생)이 있는 사람, 최근 목에 다른 상해를 입은 사람, 또는 고혈압이 있는 사람은 이 자세를 피한다.

호흡의 힘 THE POWER OF BREATH

머리로 반물구나무서기 (아르다 시르샤사나 ARDHA SIRSHASANA)

1. 무릎을 꿇고 앉아서 발을 모은 다음, 궁둥이를 발꿈치 위에 놓고 앉는다. 양 팔꿈치를 구부리고 양손을 교차하여 반대쪽 팔꿈치를 잡는다.

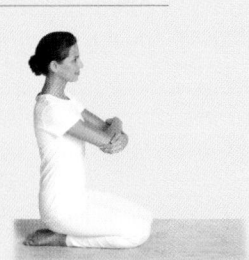

2. 앞으로 몸을 숙여 팔꿈치를 어깨 바로 아래 바닥에 놓는다. 팔꿈치는 고정하고 팔꿈치를 잡고 있던 손을 푼다. 부드럽게 깍지낀 손을 가볍게 움켜쥐어 팔과 손으로 삼각형을 만든다. 체중이 머리나 목보다는 팔꿈치로 안전하게 이동할 수 있게 하는 동작이다.

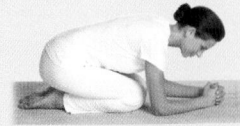

3. 머리 윗부분을 바닥에 대고 뒷부분이 깍지 낀 손에 가볍게 닿도록 놓는다. 머리나 팔꿈치는 움직이지 않도록 고정한 채 무릎을 일직선으로 쭉 편다.

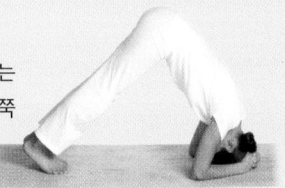

4. 엉덩이가 머리 위쪽으로 수직으로 나란해질 때까지 천천히 머리 쪽을 향해 발로 걷는다. 팔과 머리를 안정되게 유지하려 노력한다. 체중이 머리가 아니라 팔꿈치에 실려 있는지 확인한다. 동작 전반에 걸쳐 체중을 팔꿈치가 지탱해야 한다는 점을 명심하라.

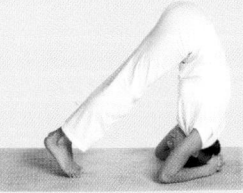

CHAPTER 4 확장하는 숨, 비야나

5. 엉덩이가 떨어지지 않게 해서 무릎을 구부린다. 무릎이 굽혀진 상태에서 발꿈치가 궁둥이 위에 오게 한다. 단, 바닥을 차서 오르듯이 하지 말고 천천히 위로 올려라. 깊게 숨을 쉬면서 이 자세, 즉 머리로 반물구나무서기를 유지한다. 다음 자세로 넘어가기 전에 적어도 10초 정도는 편안하게 유지할 수 있어야만 한다. 이를 숙달하는 데 며칠이 걸릴 수도, 심지어 몇 주가 걸릴 수도 있다. 다음 자세인 머리로 물구나무서기로 넘어갈 준비가 될 때까지, 이 자세를 한 후 천천히 내려와서 이마를 바닥에 대고 1분가량 쉰다.

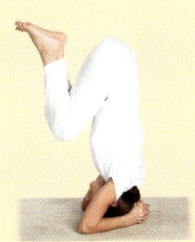

머리로 물구나무서기 (시르샤사나 SIRSHASANA)

6. 머리로 물구나무서기 자세를 할 준비가 되었다고 느껴지면 1~5단계를 순서대로 한 다음, 무릎을 굽힌 상태를 유지하면서 천장 쪽으로 천천히 들어 올린다. 팔꿈치에 의식을 집중해서 체중의 대부분을 팔꿈치로 받친다.

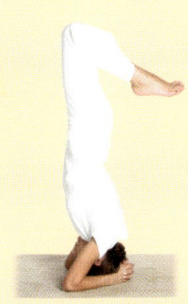

7. 서서히 무릎을 펴고 몸 전체가 일직선이 될 때까지 발을 천장 쪽으로 뻗어 올린다. 깊게 호흡하면서 편안하다고 느껴지는 만큼 자세를 유지한다. 10초 정도에서 시작해서 차츰 시간을 늘려 3분 정도까지 한다. 자세를 풀 준비가 되었을 때 무릎을 구부리고 천천히 내려온다. 머리를 아래로 유지하면서 궁둥이는 발꿈치 위에 놓고 이마는 바닥에 댄다. 이 자세로 1분간 쉰 다음, 일어나 앉는다.

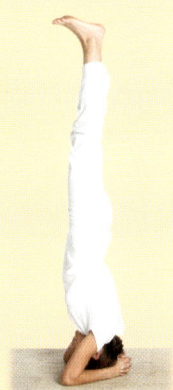

주의: 위의 두 자세는 고혈압, 녹내장, 망막 분리증, 감기, 코 막힘, 임신이나 월경 중일 때, 채찍질 손상이나 목에 다른 상해가 있을 때 피한다.

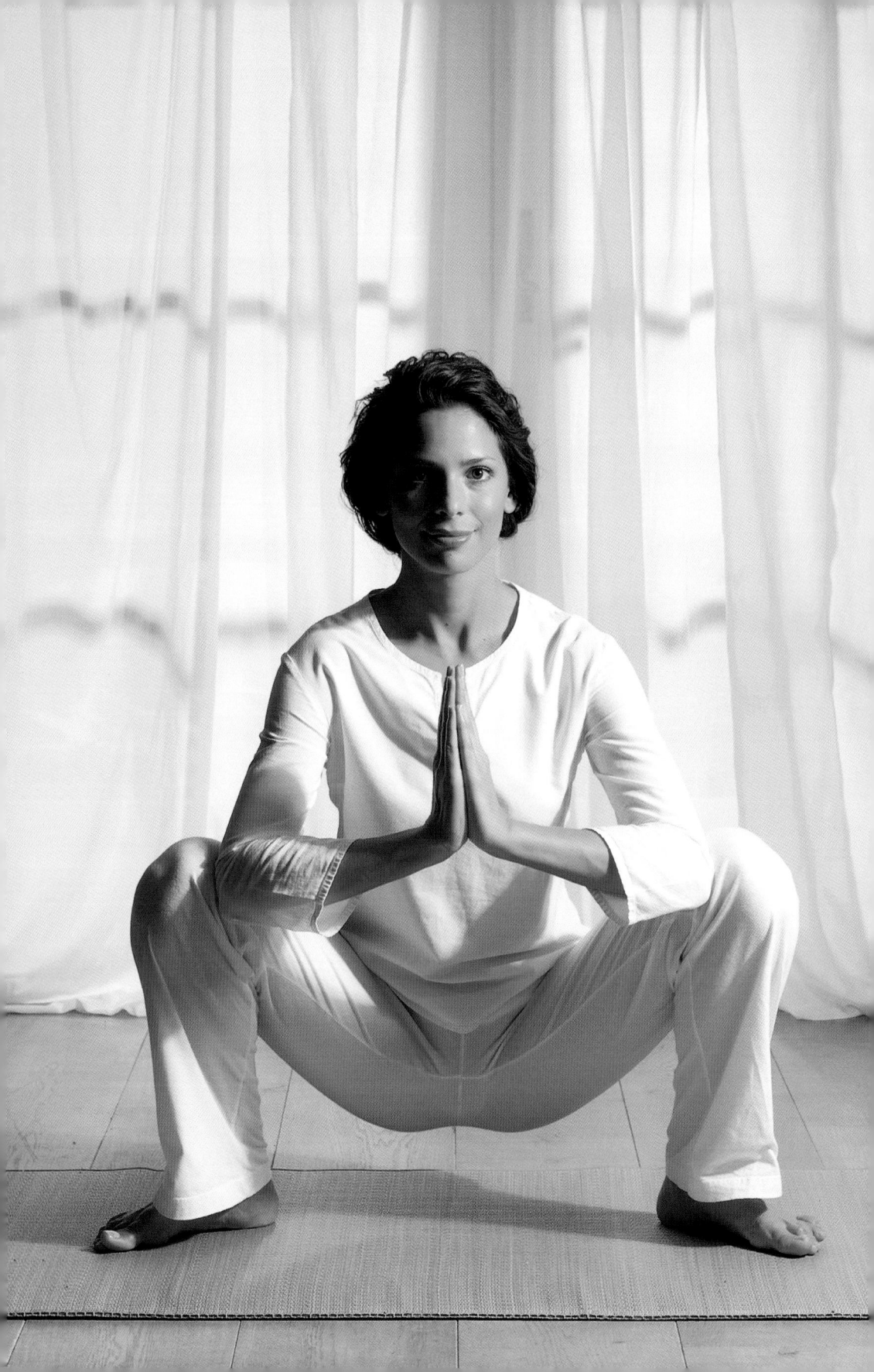

CHAPTER 5

정화하는 숨, 아파나

우리는 내쉬는 숨을 통해 매번 생기 없는 공기를 폐에서 제거한다. 정화하는 숨의 산스크리트어인 아파나(apana)는 '~로부터 바깥으로 움직이다'라는 뜻으로, 몸 전체 구석구석으로 흐르는 다섯 에너지 중 끝에서 두 번째 양태의 미세 에너지의 본성을 잘 드러낸다. 프라나 숨과 함께 받아들인 에너지를 외부 환경으로 되돌려 보내는 동안, 아파나는 앞서 살펴본 사마나 숨에 의한 소화 과정이나 비야나 숨에 의한 생명 유지에 필수적인 성분들의 순환에서 발생하는 노폐물 제거 과정과 마찬가지로, 배출하는 단계를 지배한다. 아파나 에너지는 이들 불순물이 대소변, 땀, 월경의 형태로 몸에서 배출되도록 촉진하고 감정의 '응어리'를 발산할 수 있게도 한다.

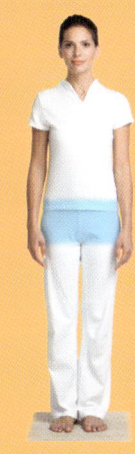

아파나 에너지가 가장 영향을 많이 주는 몸의 부위

이번 장을 통해 아파나 에너지를 향상하는 호흡 수련법을 익히면 삶에 독이 되거나 과도한 것, 또는 더 이상 필요 없는 것은 무엇이든 배출할 수 있게 된다. 더불어 몸과 감정, 관계에 자양분을 주기 위해 필요한 모든 것을 보호할 수 있을 것이다.

신체 체계 정화하기

몸을 공장이라고 할 때, 아파나 에너지는 생산물의 생산 과정과 외부로 나르는 수송 과정에서 나온 부가적인 노폐물을 제거하는 선적부서라 할 수 있다. 배출하는 힘인 이 에너지의 영향을 가장 강하게 받는 곳은 배꼽 아래 부위인데, 생식기관과 요로, 결장(잘록창자), 콩팥을 관장한다. (콩팥은 전통 한의학에서 생기 에너지를 상징한다.) 아파나 에너지는 아래로 흘러서 바깥으로 나가며 모든 형태의 신체 배출물, 예를 들면 땀, 대소변, 사정액, 월경액을 관장한다. 그리고 숨을 내쉴 때 이산화탄소를 배출하여 제거하는 것처럼 출산 과정을 자극한다.

   남성의 몸보다는 여성의 몸에서 아파나 에너지의 영향을 더 강하게 느낄 수 있다. 월경주기와 아기를 출산할 때 에너지가 아래로 흐르는 것을 보다 직접적으로 경험하기 때문이다. 월경은 아래로 흐르는 아파나 에너지가 건강하게 작용하고 있다는 표시다. 많은 요가 지도자들은 월경 중일 때, 정화하는 숨의 자연스러운 에너지 흐름을 방해한다는 이유로 거꾸로 서는 자세 수련을 가급적 피하라고 말한다. 그러나 아헹가 요가(Iyengar yoga)를 비롯한 몇몇 요가 체계에서는 과도한 아파나를 제거하는 작용을 촉진하여 과하게 흐르거나 주기가 불규칙한 문제를 경감하기 위해, 평상시에는 거꾸로 서는 자세를 하라고 권한다.

   아유르베다 의사들은 아파나의 기능이 방해받을 때 몸의 화학적 구성의 균형이 깨진다고 생각한다. 예를 들어 식사 후에 몸과 소화효소가 화학적 상호작용을 한 자연스러운 결과로 방귀를 뀌게 된다. 날음식, 특히 견과류와 씨앗류들은 다른 종류들보다 가스를 더 많이 만드는 경향이 있다. 소화가 불완전해도 가스가 과도하게 생성된다. 이 가스를 제거하는 것이 정화하는 숨이 하는 일이다. 아파나가 약해지면 이 기능이 충분하게 작용하지 못하여 다량의 가스가 발생하고, 아래로 배출되는 대신 위로 올라가게 된다. 아유르베다에서는 이

아파나 에너지 다루기

이 장의 호흡법을 수련할 때 스스로에게 다음과 같은 질문을 해 보라. 어떻게 하면 아파나 에너지의 흐름을 최상으로 만들 수 있는지를 알려 줄 것이다.

- 더 이상 의미 없는 생각에 집착하고 있지 않은가? 어떻게 하면 좀 덜 완고해질 수 있을까?
- 물건들로부터 자유롭지 못해서 생활공간이나 작업 공간이 어지럽혀져 있는가?
- 하나의 과제를 끝내고 다음 과제로 넘어가는가?
- 안정되고 균형 잡힌 느낌이 드는가? 삶에 대한 목적의식을 가지고 있는가?
- 알맞은 식사를 하고 있는가? 어떻게 하면 더 건강하게 먹을 수 있을까?
- 음식물을 꼭꼭 씹어서 완전하게 소화될 수 있게 하는가?
- 월경주기가 규칙적이고 통증 없이 지나가는가?
- 변비에 자주 걸리는가? 이 증상을 완화하기 위해 낮 동안 물을 더 많이 마시는가?
- 운동할 때 땀을 흘리는가? 그렇지 않다면, 어떻게 더 열심히 운동해서 땀을 흘려 몸에서 독소를 제거할 수 있을까?

러한 '가스'의 움직임 이상을 고혈압, 가슴 떨림, 심장마비에서부터 호흡기 장애, 정신분열증에 이르기까지 만성적 건강 문제의 원인으로 간주한다.

더 미세한 차원에서 정화하는 숨은 부정적인 감각적·감정적·정신적 경험 등의 부정성을 제거하고 해로운 상황에서 벗어나는 데 필요한 에너지를 준다. 사실상 옷가지, 서류철, 심지어 인간관계까지 더 이상 필요치 않은 것들을 없앨 때는 언제나 아파나 에너지가 작용하는 것이다. 힘든 경험이나 감정을 소화하는 데 어려움을 겪고 있다면 이번 장의 호흡법이 도움이 될 것이다.

아파나 심상화 : 아파나 확고히 안정시키기

정화하는 양태인 아파나는 척주의 맨 아래 끝에 본부를 두고 있으며, 아래로 끌어당기는 중력으로 경험할 수 있다. 이 에너지는 육체적으로는 당신과 땅을 연결하고 감정적으로는 흔들림 없는 느낌을 유지할 수 있게 한다. 차크라 체계에서는 에너지의 토대인 물라다라 차크라 내에 기초를 두고 있는데(33페이지 참조) 이 차크라의 역할은 아래로 에너지를 방출함으로써 단단히 뿌리내려 유지할 수 있게 하는 것이다. 동시에 대지로부터 바람직한 에너지를 끌어올려 에너지를 제공해 주기도 한다.

방출하는 아파나 숨은 또한 안으로 흘러 들어오는 프라나 숨(에너지를 몸속으로 들여온다.)과 위를 향해 움직이는 우다나 숨(자신을 표현할 수 있게 한다.) 사이의 균형을 잡아 준다. 아파나가 이 균형을 유지하지 못하거나 잘못된 방향으로 움직이기 시작하면, 감정에 흔들리고 불안하며 두렵기도 하다. 심지어 '아주 우울'하고 감정적으로 의기소침해지는 느낌을 받기도 한다. 옆 페이지의 호흡 심상화 수련은 당신을 고무하여 척주의 토대로부터 아파나를 위로 흐르게 하는 데 관여하도록 함으로써 이러한 상태에 대항하게 만드는 한편, 육체적·감정적으로 정착되고 안정된 상태를 유지할 수 있게 한다.

봄철 대청소

봄철 대청소를 아파나 에너지가 표현된 것으로 볼 때, 이 대청소 또는 연중의 주요 대청소에 역학적인 차원이 있다는 것을 알게 될 것이다. 쓸고 닦고 버릴 때 당신과 물건들 사이의 에너지적 관계를 통찰할 수 있다. 어수선한 환경에 있다든지 더 이상 필요치 않거나 좋아하지 않는 것을 과도하게 소유하는 것은, 삶에서 정말 중요한 것으로부터 당신의 주의를 딴 데로 돌려 시간과 에너지를 소모하게 한다. 불필요한 물건들을 없애면서 건강한 아파나 에너지를 느껴 보라. 이 에너지는 당신의 기반을 확고히 하고 물질적인 것에 대한 지나친 집착을 제거하는 데 도움이 된다.

CHAPTER 5 정화하는 숨, 아파나

아파나 숨 호흡법

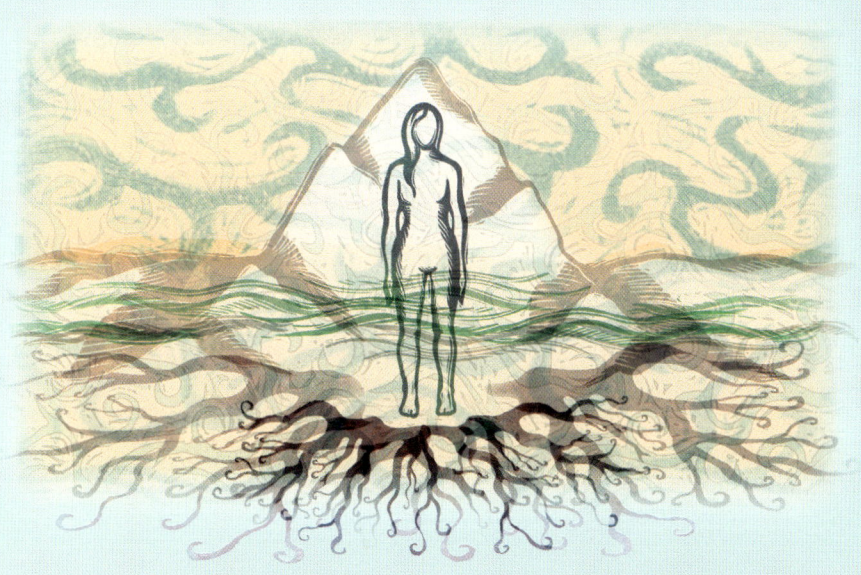

이 호흡법은 건강을 유지하고 감정적으로 지속적인 안정감을 유지할 수 있게, 프라나와 아파나 에너지를 확고히 균형 잡고 조화롭게 흐르도록 한다. 가능하면 맨발로 수련하되, 해변이나 잔디 위에서 하는 것이 더 좋다.

1. 발을 벌리고 11자 모양으로 평행이 되게 해서 선다. 원한다면 입술을 부드럽게 다물고 눈을 감는다. 몸이 산처럼 대지에 확고히 뿌리내리고 있다고 상상하라.

2. 코로 깊게 들이쉰 숨을 척주의 맨 아래까지 끌어내린다고 상상한 후, 발까지 떨어지게 둔다.

3. 숨을 멈추고 에너지가 계속 아래로 내려가서 대지에 깊이 뿌리내린다고 심상화하라.

4. 코로 숨을 내쉬며 대지로부터 올라오는 엷은 안개로 숨을 심상화하라. 정신적·감정적 독소들이 그 안개와 함께 나가는 것을 지켜보라. 정화하는 숨이 몸 전체를 통해 위로 올라갈 때 발이 얼마나 확고히 대지에 뿌리내리는지에 주의를 집중한다. 한 차례나 최대 다섯 차례 반복한 다음 이완한다.

긴장 완화하기

> "날숨(아파나)과 함께 숨을 내쉬는 자가 당신의 참자아,
> 즉 모든 존재 속에 있는 영원한 본질이다."
> ─『브리하다란야카 우파니샤드 Brihadaranyaka Upanishad』, 3.4.1

자율신경계는 순환기계와 선계(샘계)뿐 아니라 심장과 폐를 포함한 몸속 모든 기관의 생명 기능을 조절한다. 이는 교감신경계와 부교감신경계, 두 체계로 나뉜다.

교감신경계는 기관을 자극하여 땀을 내고 동공을 확장시키는 원인인 심장 박동과 혈압과 근육의 긴장을 증가시켜, 육체적으로 행동하고 흥분할 수 있도록 몸을 준비시킨다. 반면 부교감신경계는 정확히 반대되는 방식으로 작용한다. 휴식과 수면, 소화를 위해 신체기관의 기능을 둔화시켜 몸을 준비시키는데, 이때 심장박동, 혈압, 근육의 긴장은 감소된다. 자율신경계의 이들 두 신경계에 대한 자극은 보통은 완전히 무의식적이고 반사적이다.

각 호흡 주기 동안 (프라나 에너지에 의해 지배되는) 들이쉬는 숨은 교감신경계의 활동을 두드러지게 하는 반면, (아파나 에너지에 의해 관장되는) 내쉬는 숨은 부교감신경계를 자극한다. 그러므로 단지 들숨과 날숨의 비율을 조정하는 것만으로도 자율신경계를 의식적으로 통제할 수 있다. 예컨대 내쉬는 숨과 아파나 에너지에 중점을 두고 호흡하면 부교감신경의 활동이 강화됨으로써 긴장을 내보내기 때문에, 이완을 즐기고 싶을 때는 언제나 이런 식으로 호흡하면 된다. 옆 페이지의 내쉬는 숨과 함께 놓아주기를 강조하는 이완 호흡법을 수련하라. 몸의 긴장이나 걱정을 내보내고 신체 체계 전체를 자유롭게 통과해 흐르는 정화하는 숨, 아파나 에너지를 느끼는 데 유용하다.

CHAPTER 5 정화하는 숨, 아파나

이완 호흡(사바사나 SAVASANA)

등에 문제가 있다면 수련을 시작하기 전에 수건을 만 것이나 쿠션으로 양 무릎 아래를 받친다.

1. 단단한 바닥에 등을 대고 누워서 다리를 쭉 뻗어 넓게 벌린다. 팔은 몸통 양옆 약간 떨어진 곳에 손바닥을 위로 하여 놓고, 손가락은 자연스럽게 말린 상태로 둔다.

2. 눈을 감고 입술을 부드럽게 다문 뒤 코로 호흡하며 숨을 들이쉴 때 복부가 팽창하는 것을 느낀다. 호흡에 주의를 집중하되, 호흡을 조절하려고 하지는 않는다. 대신 마음의 눈으로 지켜보거나 그저 호흡의 소리에 귀 기울여라.

3. 숨을 들이쉴 때 복부가 부풀어 오르는 것을 느끼면서 숨이 '자연스레'라고 말한다 상상한다. 내쉴 때는 복부가 가라앉는 것을 느끼면서 숨이 '나간다'라고 말한다 상상하라. 호흡이 긴장되거나 강제로 일어나게 하지 말고, 단지 숨을 내쉴 때마다 축적되어 있는 약간의 걱정이나 긴장이 자연스럽게 풀어진다고 상상한다.

4. 이제 의식을 발가락으로 가져온다. 이완의 물결이 몸 위로 움직이기 시작할 때 발가락의 긴장이 풀리는 걸 느껴라. 다리의 각 부분들이 차례로 풀어진다. 먼저 발, 다음은 발목, 장딴지, 무릎, 넓적다리의 순으로.

5. 이완의 물결이 엉덩이에 이르면 복부와 궁둥이의 긴장을 풀고 이 물결이 천천히 등 위로 올라가게 하라. 긴장이 녹아 바닥으로 사라지는 것을 느끼면서 걱정들을 모두 내려놓아라.

6. 가슴에서 불안이 나가는 것을 느끼며 부드럽게 호흡하도록 하라. 손가락, 손, 손목의 긴장을 풀고 이완의 물결이 팔, 어깨, 목으로 올라가는 것을 느낀다. 붙잡고 있는 것들을 모두 놓아라. 어떤 것에든 얽매일 필요는 전혀 없다.

7. 이완의 물결이 머리에 이르면 어떤 딱딱한 표현도 부드러워진다. 혀와 인후가 이완되는 것을 느끼며 입술, 턱, 뺨, 눈, 눈썹, 이마, 두피에 긴장을 푼다. 뇌를 편안해지게 하라.

8. 계속 부드럽게 호흡하면서 "자연스레… 나간다."라는 말을 반복하는 들숨과 날숨의 소리에 귀 기울인다. 약 10분 정도 지나면 손가락과 발가락을 천천히 움직이고 팔을 머리 위로 쭉 뻗어서 길게, 충분히 스트레칭한다. 한쪽 방향으로 몸을 틀어서 천천히 일어나 앉는다.

스트레스 극복하기

"무기력하고 게으른 상태에 있는 자는 우선 여섯 크리야(kriyas, 정화 행법)를 수련해야 한다."
—『하타 요가 프라디피카 Hatha Yoga Pradipika』, 2.21

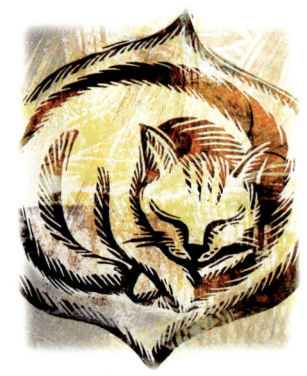

주요 호흡기관인 폐의 힘은 부신(콩팥위샘)의 힘과 직접적으로 연결되어 있다. 양 콩팥의 각 꼭대기에 있는 이들 두 작은 선(샘)은 조절 호르몬과 스트레스에 대한 반응을 전하는 화학적 전달 물질을 생산하여 방출한다. 두 부신은 즉, 몸의 '투쟁·도주' 반응의 중요한 부분이다. 급박한 위험에 대처하는 데 도움을 주는 아드레날린 호르몬을 내부의 중심에서 생산하고, 그보다 장기적인 스트레스를 다루는 데 도움을 주는 코티솔을 바깥 껍질에서 생산하기 때문이다. 정기적으로 과도한 스트레스에 노출되면, 부신은 폐가 건강하게 작용하는 데 필요한 호르몬을 생산할 수 없다. 아유르베다 의사들의 견해에 따르면, 부신의 감소는 아파나 에너지의 약화 징후다.

모든 전통적인 의사들이 이를 이해하는 것은 아니지만 쉬거나 잠을 자도 회복되지 않는 만성피로로 고통받는 환자에게, 대체보완의학 치료사들은 부신이 쇠진되었다고 진단한다. 다른 증상들로는 달거나 짠 음식에 대한 갈망, 저혈압과 저혈당, 과민성과 우울증, 소화불량, 잦은 호흡기 감염 등을 들 수 있다.

이처럼 과도한 스트레스가 부신 감퇴의 근본적인 원인인데, 그 밖에 다른 많은 원인이 있다. 가장 보편적인 것이 영양 결핍이다. 예를 들어 스트레스를 받으면 더 많은 영양분을 필요로 하는 데 반해, 대개는 끼니를 거른다. 바쁘게 생활하는 패턴은 또 다른 이유다. 그러나 이는 부신의 감퇴 증상일 수도 있다.

CHAPTER 5 정화하는 숨, 아파나

부신과 아파나를 북돋우기 위한 보완적 기법

아래의 방법들은 부신을 강화하고 아파나를 증대한다.

- 칼슘, 마그네슘, 아연이 포함된 종합비타민제를 매일 먹는다.
- 매일 비타민 C, L-테아닌(일종의 아미노산), 판토텐산(비타민 B5)이 포함된 비타민 B-복합제를 먹는다.
- 다시마 과립과 영양 효모는 영양분의 풍부한 원천이다. 다시마는 또한 해독에도 도움이 된다.
- 감초 뿌리는 부신의 작용을 활성화하는 데 사용되는 강장제다. 하루 용량은 약초 전문가나 영양 전문가와 상의한다.

자극은 일시적으로 피로를 덜 느끼게 해 주지만 장기적으로는 몸을 더 기진맥진해지게 할뿐이다. 카페인과 알코올, 화와 시끄러운 음악, 더 나아가 폭력 영화 등의 자극들은 부신을 손상한다.

아파나는 콩팥을 관장하는 에너지이므로, 회복을 위해서 가장 좋은 방법은 아파나 숨을 재활성화하는 것이다. 정화 호흡(41페이지 참조)으로 시작한 다음, 이 장에서 설명하는 기법들에 더해 61~67페이지의 간단한 호흡 기법들을 수련한다. 그리고 다시 정화 호흡을 하라. 생명력이 천천히 증진될 때 건강식을 규칙적으로 먹어서 아파나 에너지에 영양을 공급하고, 스트레스의 원인을 줄이려 노력하는 것도 한 방법이다.

호흡의 힘 THE POWER OF BREATH

새 생명을 위한 호흡하기

임신 기간에 올바르게 호흡하는 것은 태아에게 산소를 공급하고 독소가 쌓이는 것을 방지하는 두 가지 측면에서 특히 중요하다. 태아가 방출하는 노폐물은 산모의 혈액 흐름 속으로 들어가기 때문에 두 사람을 위해 제대로 호흡해야 하고, 이때 호흡의 정화하는 측면, 즉 아파나 에너지의 중요성이 커진다.

하지만 태아가 성장할수록 충분히 깊게 호흡하는 것이 점차 불편해진다. 복부에 가해지는 압박이 증가하면서 횡격막과 다른 호흡근들의 움직임을 방해하기 때문이다. 임신 기간 동안 정화 호흡 기법을 수련하면, 호흡하기가 상대적으로 편해진다. 정화 호흡은 또한 이러한 변화의 시기에 몸과 마음을 고요하게 유지할 수 있게 하여 스트레스와 화를 감소한다. '느린 속도 호흡(옆 페이지 참조)'은 분만 준비에 가장 좋은 방법들 중 하나다. 해산할 때 더 이완된 상태를 유지할수록 고통은 덜할 것이고, 아파나 에너지가 더 많을수록 태아를 몸 밖으로 밀어내는 데 도움이 된다. 정화하는 숨인 아파나는 몸에서 더 이상 필요 없는 노폐물을 제거하는 데 도움을 줄 뿐 아니라, 몸에서 바깥으로 나갈 준비가 된 것은 무엇이든지 내보내는 데 도움이 된다. 아파나는 해산 에너지다.

호흡에 대한 자각 계발하기

임신 기간 동안 매일 호흡을 자각하면, 해산할 무렵에는 이완 상태를 유지하는 것이 자연스레 체득될 것이다. 먼저 바닥이나 의자에 앉는다. 태아에게로 흐르는 혈액량을 늘리고 콩팥이 노폐물을 효과적으로 배출하려면 왼쪽으로 눕는다. 좀 더 편안하려면 쿠션을 무릎 아래와 허리 뒤에 받친다. 눈을 감고 호흡의 소리를 들으며 콧구멍과 인후를 통해 움직이는 공기를 느껴 보라. 그런 다음 들숨과 날숨 각각이 어깨, 가슴, 복부, 등에 어떻게 영향을 미치는지 관찰하라.

CHAPTER 5 정화하는 숨, 아파나

느린 속도 호흡

앉거나 눕거나 서 있을 때 각각 다르게 느껴지는 감각들에 주목하면서, 여러 가지 자세로 이 호흡법을 수련하라. 이런 유형의 호흡을 하는 동안 기분 좋은 느낌을 받는다면 앞뒤와 좌우로 살살 흔들며 리듬감 있게 걸어 보라.

1. 천천히 깊게 호흡하면서 들고 나는 숨소리에 귀 기울여라. 들이쉬면서 "하나, 둘, 셋, 넷, 다섯.", 내쉬면서 "하나, 둘, 셋, 넷, 다섯." 하고 호흡수를 센다. 몇까지 세든 괜찮다. 가장 편안하게 느껴지는 수만큼 센다.

2. 이제 내쉬는 숨에 주의를 집중한다. "긴장을 이완하라.", "집중하라."라는 말과 외부를 향해 움직이는 정화하는 숨 사이에 정신적인 연관을 만들어라. 이 생각과 호흡을 몸의 여러 부위로 보내되 긴장이나 제한이 느껴지는 부위부터 시작한다.

3. 호흡을 활성화하기 위해서 느린 속도 호흡을 계속 수련하며 호흡이 지속적으로 순환한다고 심상화하라. 숨을 들이쉴 때 에너지가 몸으로 들어오고, 내쉴 때 긴장이 배출된다고 상상하라.

4. 들이쉬고 내쉬기를 계속하면서, "에너지는 들어오고 고통은 나간다." 또는 "내 호흡과 마음, 몸은 고요하다."와 같은 구절을 마음속으로 반복한다.

5. 도움이 된다면 내쉴 때마다 쉿 소리나 길게 내뿜는 '아' 소리를 덧붙인다. 아파나의 풀어놓는 에너지를 강조하기 위해서 동료나 친구에게 당신이 숨을 내쉴 때 팔이나 다리를 쓰다듬어 달라고 부탁한다.

주의: 임신이나 출산 중에 숨을 멈추어 유지하는 기법은 하지 않는다.

호흡의 힘 THE POWER OF BREATH

호흡 뿌리내려 정착하기

"물라 반다를 규칙적으로 수련함으로써 프라나와 아파나가 결합한다.
몸속 불순물은 감소하고, 심지어 나이도 젊어진다."
—『하타 요가 프라디피카Hatha Yoga Pradipika』, 3.65

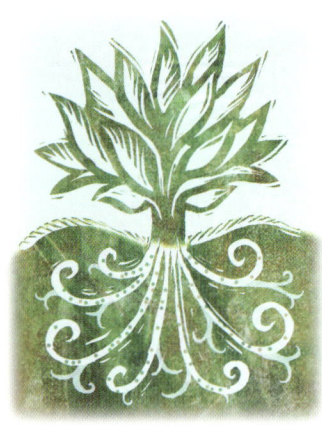

'토대 잠그기'로도 알려져 있는 물라 반다(Mulabandha)는 전 층위의 에너지를 크게 향상시키는 요가의 기법이다. 이 수련을 통해 아래로 새어 나가는 에너지를 막을 수 있는데, 몸통의 토대에서 에너지를 억제하는 효과가 있다. 이 부위는 아파나를 관장하는 본부가 있는 곳이다. 물라 반다는 동시에, 에너지 체계가 대지로부터 영양분을 빨아들여 위로 끌어올리는 식물의 뿌리처럼 작용하도록 돕는데, 가령 수련할 때 아래로 움직이는 아파나 에너지를 심장 센터(33페이지 참조)로 가게 한다. 수련을 지속적으로 하면 건강이 증진되는 느낌을 받고 내면의 안정감이 향상되는 것을 경험할 수 있을 것이다. 육체적인 토대를 단단히 다질 수 있을 뿐 아니라 용기를 북돋우고 내면의 힘이 강해지는 것은 물론이다.

남자는 생식기와 항문의 중간에 있는 회음 주변의 근육을 수축시킨다. 여자는 자궁경부의 바닥을 둘러싼 부위에서 수축이 더 강하게 일어나는 것을 빈번하게 느낀다. 이 수련은 계획적이고 반복적으로 할 필요가 있다. 정확히 그 부위만을 수축하는 것이 어렵기 때문이다. 처음에 그 부위에서 움직임을 느낄 수 없다면 억지로 움직임이 일어나게 하지 않는다. 정신적으로 결심이 확고할 때 근육이 강화될 수 있도록 천천히 점진적으로 수련하라. 이 수련법은 특히 출산 후나 방광을 조절하는 힘을 강화하려 할 때 추천할 만하다.

CHAPTER 5 정화하는 숨, 아파나

뿌리 잠금(물라 반다 MULABANDHA)

편안하게 앉아서 시작하되, 다리를 교차해서 앉는 것이 더 낫다. (45~47페이지 참조) 이때 무릎은 바닥에 닿아 엉덩이보다 낮게 위치해야 한다는 점을 명심하라. 필요하다면 궁둥이 아래에 쿠션을 놓고 받친다. 어느 근육을 수축시켜야 할지 잘 모르겠으면 선택한 자세로 앉은 다음, 회음 아래에 테니스공을 잠시 놓아둔다. 조금씩 근육을 끌어올려서 공에서 멀리 떨어지려고 노력하라. 그런 다음 공을 빼고 수련을 시작한다.

1. 등을 곧게 펴고 앉는다. 눈을 감고 입술을 부드럽게 다문 채 코로 몇 분간 깊게 호흡한다.

2. 시작할 준비가 되었으면 코로 숨을 들이쉬고 멈추어라. 초심자라면 5초가량 멈춘다. 수련에 익숙해질수록 숨을 멈추고 보유하는 시간을 점차 늘린다. 긴장하지 않고 멈출 수 있는 만큼의 시간 동안만 숨을 보유하라.

3. 숨을 보유하고 있는 동안 항문 괄약근을 가능한 한 강하게 수축한다. 육체적인 능력과 정신적 의도, 심상화의 힘을 사용하여 골반 바닥 부위를 가슴 방향으로 끌어당긴다. 그리고 치골, 회음, 항문에서부터 에너지를 끌어올린다고 상상하라. 이 에너지가 척주를 따라 올라와, 심장 부위에서 다른 에너지들과 결합한다고 심상화하라.

4. 준비가 되면 수축했던 근육을 풀면서 코로 숨을 내쉰다. 잠시 기다렸다가 이 수련을 반복한다. 매일 3~5회 수련한다. 이 기법이 숙달되면 교호 호흡(67페이지 참조)을 하는 동안 숨을 멈출 때 행한다.

주의: 임신이나 월경 중, 혹은 변비로 고생하고 있다면 하지 않는다.

호흡의 힘　THE POWER OF BREATH

호흡 사다리 오르기

일반적인 호흡에서 숨을 지속적으로 흐르게 하는 것과는 반대로, 비연속 호흡법은 호흡을 잠시 멈추는 것을 포함하고 있어 그 자체로는 호흡의 효과를 얻기 위해 확립된 순서에 상반된다. 두피 마사지가 머리카락을 헝클어뜨리듯 당신을 이완시키는 이 수련은, 호흡을 사용하여 내부 기관을 마사지하고 호흡의 육체적인 메커니즘을 더 잘 조절하게 하는 데 목적이 있다. 증가된 조절력으로 아파나 에너지가 강화됨으로써 몸에서 독소를 제거하는 능력 역시 향상된다.

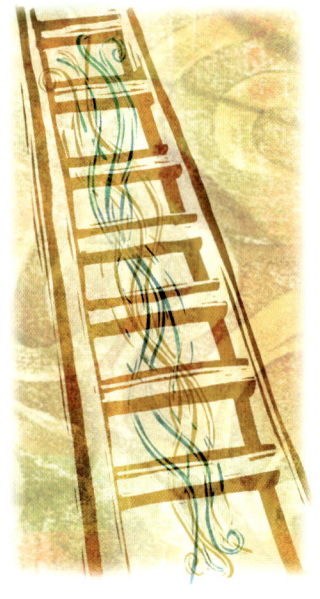

호흡과 함께 사다리를 올라가는 것으로 이 수련법을 심상화하여, 사다리의 다음 가로장에 오르기 전에 매번 잠깐 멈춘다고 상상하라. 숙달되면 잠시 '놀아 보는 것'도 좋다. 지그재그 비연속 호흡을 시도해 보라. 폐가 가득 찰 때까지 둘을 세는 동안 들이쉬고 하나를 세는 동안 내쉰다. 그런 다음 폐가 완전히 빌 때까지 둘을 세는 동안 내쉬고 하나를 세는 동안 들이쉰다. 이 기법을 활용하는 것이 일반적인 호흡만으로 폐를 완전히 비우는 것보다 쉽다는 것을 알게 될 것이다.

호흡수를 세는 데 문제가 있는가?

호흡수를 세다 보면 주의가 산만해질 수도 있다. 정신적으로 긴장하거나 어디까지 세었는지 계속 잊어버릴지도 모른다. 하지만 꼭 정확하게 셀 필요는 없으니 대충 세도 괜찮다. 마음 놓고 편안하게 하는 편이 낫다.

비연속 호흡(빌로마 VILOMA)

앉는 자세(45~47페이지 참조)를 선택한 후에, 이 호흡법의 1단계를 편안한 느낌이 들 때까지 수련한다. 그런 다음 2단계로 나아간다. 지치거나 긴장했다고 느껴지면 멈추어 등을 이완하고 쉰다.

• 1단계: 들숨과 함께 하는 단계

1. 등을 곧게 펴고 앉아서 입술을 부드럽게 다물고 코로 몇 분간 천천히 호흡한다. 수련을 시작할 준비가 되었을 때 충분하게 내쉰다.

2. 1~2초간 들이쉰 뒤, 1~2초간 멈춘다. 잠시 멈춘 순간 횡격막이 느슨해지지 않게 하되, 부드럽게 제 위치를 유지한다.

3. 다시 1~2초간 들이쉰 뒤 멈춘다. 이런 식으로 폐가 가득 찰 때까지 계속 들이쉰다. 이는 잠시 멈추는 과정을 포함하여 네 '단계'나 다섯 '단계'로 이뤄진다. 정상적으로 이완된 호흡에서 한 차례의 완전한 들숨은 약 5초 정도 걸린다. 이 호흡법에 따르면 1초나 2초마다 매번 호흡을 끊어서 하기 때문에 완전히 들이쉬는 데 대략 15~20초 정도 걸린다.

4. 들이쉬기를 마쳤을 때 횡격막을 점차 풀면서 코로 천천히 깊게 내쉰다. 여기까지가 이 호흡 수련의 1라운드다. 매일 7~10회 반복해서 하려고 노력하라.

• 2단계: 들숨·날숨과 함께 하는 단계

5. 위에 서술한 것과 같은 단계별 들이쉬기를 마친다. 1~2초간 내쉰 다음, 잠시 멈추고 숨을 1~2초간 보유한다. 잠시 멈출 동안 횡격막을 팽팽하게 유지하라. 다시 1~2초간 내쉬고 잠시 멈춘다.

6. 폐가 빌 때까지 이런 식으로 계속 숨을 쉰다. 이는 잠시 멈추는 과정을 포함하여 네 '단계'나 다섯 '단계'로 이뤄진다. 보통 이완된 호흡으로 한 번 완전하게 내쉬는 데 대략 10초가량 걸린다. 이 호흡법에 따르면 매 1초나 2초마다 호흡을 끊어서 하기 때문에 완전히 내쉬는 데 대략 20~30초 정도 걸린다. 매일 7~10회 반복해서 하려고 노력하라. 그런 다음 이완한다.

부정적인 생각 제거하기

정화하는 숨이 가장 크게 효과를 발휘할 때는 부정적인 생각과 행동을 불러일으키는 패턴을 제거하는 데 쓰일 때다. 척주를 통해서 자유롭게 흐르는 아파나 에너지를 심상화함으로써 가능하다. 심상화는 낙관적인 생각이나 백일몽 이상의 것으로, 마음속에 긍정적인 이미지를 만들어 준다. 이러한 긍정적인 정신적 인상이 많으면 많을수록 과거의 정신적 외상은 더 잘 제거되고, 변화와 긍정성을 서서히 발전시키는 정신적인 '공간'을 여는 데 도움이 된다.

옆 페이지의 '척주 호흡법'은 마음과 감정, 신경계를 정화한다. 몸 전체를 흐르는 에너지의 양을 증가시켜서 깊은 명상 상태에 이를 수 있게 돕는다고 여긴다. 이 호흡 기법을 수련할 때 척주를 따라 자리 잡고 있는 일곱 개의 미세 에너지 센터 중 하나를 선택하여 집중할 수 있다. 이들 센터는 척주의 맨 아래, 아랫배, 태양신경총, 심장, 인후, 이마, 정수리(33페이지 참조) 부위에 있다. 다른 방법으로는 단순히 심상화한 아파나 에너지의 흐름 그 자체를 나선형이나 팔각형 같은 임의적인 형태로 형상화할 수도 있다.

해독 작용이 있는 식물들

실내 화분용 화초들 중 이파리가 넓고 빨리 자라는 종류는 산소를 내뿜어 주위의 독소를 걸러 주고 공기를 축여 줌으로써 실내 공기의 질을 높인다. 30평방미터 정도의 자투리 공간에 최소한 두 그루의 화초를 기르는 것이 좋다. 접란(spider plant)이 특히 유용하다. 그 밖에 국화, 용혈수, 피닉스야자, 보스턴 줄고사리, 골든 파토스(golden pathos), 싱고니움(nephthytis), 서양송악(English ivy), 알로에 베라(aloe vera), 필로덴드론(philodendron), 스킨답서스(pothos), 고무나무, 위핑 피그(weeping pig)를 화분에 심어 보라. 밤에는 화초들이 산소를 흡입하므로, 창문을 열어 놓고 자는 경우가 아니라면 침실 밖으로 내놓는다.

척주 호흡

편안하게 앉는 자세(45~47페이지 참조)를 선택하여 시작한다. 명상 수련을 한다면 명상하기 바로 전에 이 기법을 수련하고, 수련 후 바로 명상을 시작한다.

1. 척주를 곧게 펴고 앉아서 체중을 균등하게 배분하고 몸의 좌우 균형을 맞춘다. 입술을 부드럽게 다물고 몸과 마음이 더 평화롭게 느껴질 때까지 코로 몇 차례 깊게 호흡한다.

2. 눈을 감고 마음으로 호흡을 관찰하기 시작한다. 몸의 내부를 자각하는 데 모든 의식을 집중하라. 몸을 텅 빈 것으로, 몸속의 모든 것을 무게가 없는 투명한 공기라고 상상하라. 몸에서 유일하게 육체적인 부분은 몸의 가장 큰 기관인 피부다.

3. 이제 코를 통해서만 호흡하는 것이 아니라 피부의 모든 구멍으로 공기를 빨아들인다고 심상화한다. 나아가 모든 구멍으로 숨을 들이쉴 때 내부의 공간이 외부로 확장된다고 심상화한다. 풍선이 된 듯이 부드럽게 확장하는 감각을 느껴라. 그런 다음 내쉴 때 내부의 공간이 수축하여 더 이상 필요하지 않은 모든 것을 내보낸다고 생각하라. 동시에 피부에 있는 수백만 개의 작은 구멍으로 모든 독소와 부정적인 기운이 배출되고 있다고 심상화한다.

4. 몸 안의 빈 공간에 자리한, 정수리에서부터 척주의 맨 끝까지 연결되어 있는 가늘고 흰 튜브 같은 선을 자각한다. 호흡과 함께 이 튜브의 진행 경로를 따라간다. 들이쉴 때 튜브를 타고 오르는 빛을 상상하라. 내쉴 때마다 아래로 내려가는 빛의 흐름을 지켜보라. 아래로 움직이는 이 빛이 정화하는 숨 아파나다.

5. 이제 내쉬는 숨에 주로 집중한다. 내쉴 때마다 차지하는 공간이 넓어지는, 아래로 움직이는 빛을 지켜보라. 쏟아져 내리는 이 빛이 감정적인 것뿐 아니라 육체적인 모든 부정적인 것을 가져가 버리도록 두라. 몸의 모든 구멍으로 독소들이 빠져나가는 것을 심상화한다. 계속해서 5분간 수련한 뒤, 이완하고 부드럽게 눈을 뜬다. 매일 반복해서 하되, 숙달되면 수련 시간을 더 늘린다.

아파나 수련 연속 동작
달 경배하기

몸에서 출산 에너지로 작용하는 아파나는 우주적 관점으로 볼 때 일몰과 가을의 에너지이기도 하다. '달 경배 자세'는 요가를 하기 위한 매우 긴 준비운동 절차로서, 정화하는 숨 아파나와 관련된 '그냥 내보내기'의 차분하게 하고 재활성화하는 성질을 배양한다. 또한 생명 유지에 필수적인 아파나의 동적인 에너지를 균형 잡아 주기도 한다. 달 경배 연속 동작은 몸뿐 아니라 마음에도 깊게 작용하여 육체적·정신적·영적인 다양한 층위에서 삶에 균형을 가져다준다. 적어도 매일 두 차례 이 연속 동작을 수련하려 노력하라. 첫 번째 연속 동작은 3단계에서 오른쪽으로 굽히는 동작으로 시작하고, 두 번째 연속 동작은 왼쪽으로 굽히는 동작으로 한다. 더 익숙해지면 점차 횟수를 늘려서 총 횟수가 16회가 될 때까지 한다.

달 경배 자세

이 연속 동작은 오후나 저녁에 요가 수련을 할 때, 프로그램의 일부로 하는 것이 가장 좋다. 누구에게나 매우 유익한데, 바닥에 웅크리고 앉는 자세는 안정감을 주어 월경이나 임신 중인 여성, 혹은 폐경기의 여성들에게 특히 도움이 된다.

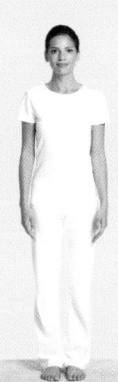

1. 발을 5~10센티 벌리고 곧게 서서 시작한다. 이때 몸의 무게가 양발에 균등하게 배분되어 있는지 확인하라. 팔은 몸통 옆에 이완한 상태로 둔다. 부드럽게 입술을 다물고 코로 몇 차례 깊게 호흡하면서 동작을 시작할 정신적인 준비를 한다.

CHAPTER 5 정화하는 숨, 아파나

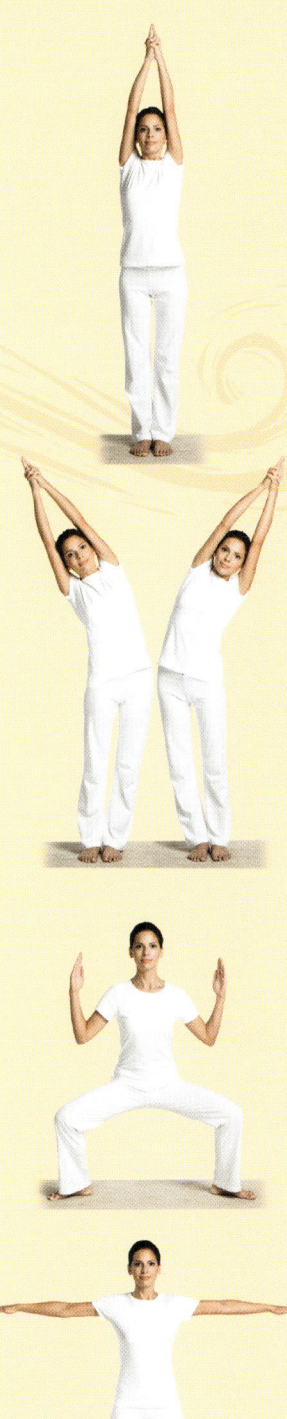

2. 숨을 들이쉬면서 양옆으로 팔을 곧게 벌린 다음, 머리 위로 올린다. 이때 팔의 움직임은 크게 원을 그리듯 한다. 손이 맞닿으면 손가락을 깍지 낀 후, 집게손가락을 풀어 맞대고 천장을 찌를 듯이 뻗는다. 팔꿈치를 쭉 펴고 가능한 한 팔이 귀 뒤에 있도록 유지한다. 몸 전체를 위로 쭉 뻗어 올리면서 턱을 위로 들어 가슴에서 멀리 떨어진 상태로 유지한다.

3. 위로 뻗고 있는 상태를 지속하면서 숨을 내쉬며 몸을 오른쪽으로 기울여 측면으로 한껏 굽힌다. 왼쪽 엉덩이를 왼쪽으로 민다. 단, 몸이 틀어지지 않게 하라. 양발에 체중은 여전히 균등하게 배분되어 있는지, 턱은 가슴으로부터 멀리 떨어지게 들려 있는지 확인한다. 이것이 반달 자세다. 숨을 들이쉬면서 중앙으로 돌아온다. 내쉬면서 왼쪽으로 방향만 바꿔 동일한 방식으로 반복한다. 숨을 들이쉬면서 다시 중앙으로 돌아온다.

4. 강하게 내쉬면서 오른발을 옆으로 한 걸음 내딛어 발을 엉덩이 너비보다 넓은 위치에 둔다. 발끝은 45도 정도 튼다. 무릎을 굽히고 궁둥이를 가능한 한 아래로 내린다. 이때 등은 곧게 펴져 있고 꼬리뼈는 골반 아래에 말듯이 밀어 넣어진 상태를 유지한다. 이것이 웅크려 앉은 칼리(Kali) 자세다. 이때 무릎이 안으로 기울지 않게 주의하며 수직으로 발 위에 있게 한다. 동시에 움켜쥔 손을 풀고 팔꿈치를 구부리면서 팔을 내린다. 팔꿈치는 어깨와 일직선상(앞이나 뒤가 아니라)에 나란히 있게 해야 한다. 손가락은 위를 향하게 하고 손바닥은 안을 향하게 해서 목과 얼굴을 마치 액자에 넣는 것처럼 한다.

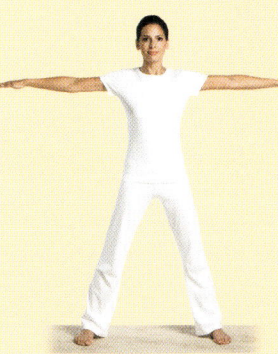

5. 숨을 들이쉬면서 무릎을 쭉 펴고 발끝을 안으로 틀어서 정면을 보게 하여, 양발이 11자 모양으로 수평이 되게 한다. 팔꿈치를 펴고 팔을 어깨에서부터 쭉 뻗어 늘인다. 이것이 불가사리 자세다.

호흡의 힘   THE POWER OF BREATH

6. 숨을 내쉬면서 오른발과 허벅지는 뒤꿈치를 축으로 오른쪽으로 90도 돌리고, 왼발은 약간 안쪽으로 튼다. 팔은 어깨에서부터 쭉 뻗어 있는 상태를 유지하면서 상체와 함께 가능한 한 오른쪽으로 한껏 뻗어 준다. 그런 다음 손을 오른쪽 정강이나 발 앞으로 내린다. 팔을 일직선으로 유지하며 위로 뻗어 있는 손을 응시한다. 이것이 삼각 자세다.

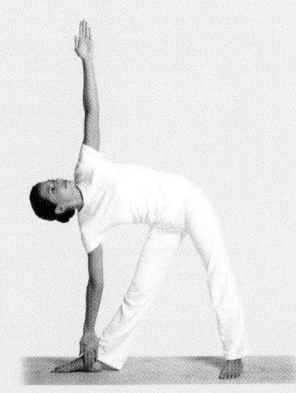

7. 숨을 들이쉰 뒤, 내쉬면서 얼굴을 오른쪽으로 돌린다. 오른발을 앞으로 해서 양발이 평행이 되도록 뒤에 있는 발을 돌린다. 이때 엉덩이는 수평이 되게 유지하려 노력하라. 몸통 전체를 오른쪽으로 돌리고 가능하면 양손을 오른발 양옆의 바닥에 놓는다. 손이 바닥에 닿지 않으면 오른쪽 발목이나 정강이를 양손으로 잡는다. 머리를 오른쪽 정강이를 향해 내린다. 양 무릎을 곧게 편 상태를 지속하려 노력하라. 이것이 달리기 선수의 스트레칭 자세다.

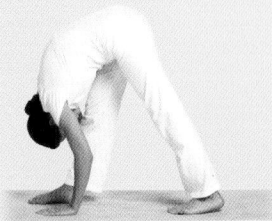

8. 숨을 들이쉬면서 양 무릎을 구부리고 뒤에 있는 왼쪽 무릎을 바닥으로 내린다. 이때 발가락은 아래 부위가 바닥에 닿아 있게 유지한다. 양손은 앞에 있는 오른발 양옆 바닥으로 내린다. 시선은 정면의 약간 위쪽을 향하게 한다. 이것이 돌진 자세다.

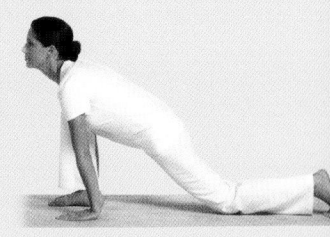

9. 숨을 내쉬면서 몸을 돌려 정면을 보고 양손을 오른발 앞에, 손가락이 앞을 향하게 해서 놓는다. 뒤꿈치를 바닥에 대고 있는지 확인하고 오른쪽 무릎을 오른발 위에 일직선으로 나란히 유지하라.

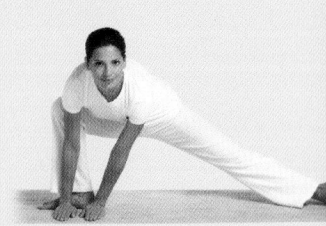

CHAPTER 5 정화하는 숨, 아파나

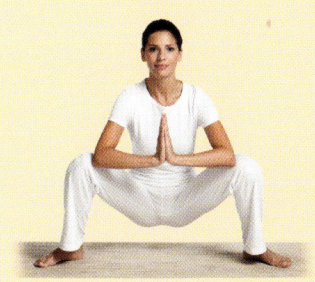

10. 숨을 들이쉬면서 손을 중앙으로 가져온다. 양발을 바닥에 편평하게 놓고 발끝을 45도 정도 튼다. (4단계의 웅크려 앉은 칼리 자세처럼) 팔꿈치를 구부리고 손바닥이 서로 맞닿게 가슴 앞에서 모아 '기도' 자세를 한다. 앉아서 이런 깊게 웅크린 자세를 할 때도 가능한 한 등을 곧게 펴서 유지하려 노력한다.

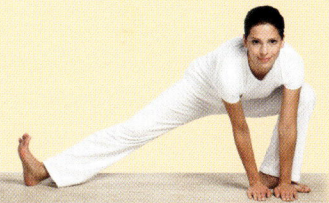

11. 다시 손을 바닥에 놓는다. 숨을 내쉬면서 왼발 앞까지 양손을 왼쪽으로 걷듯이 움직여 간다. 왼쪽 무릎을 왼발 위에 일직선으로 나란히 두려 노력한다. 그런 다음 오른발을 돌려 뒤꿈치를 바닥에 댄 상태로 발끝이 천장을 향하도록 수직으로 세운다.

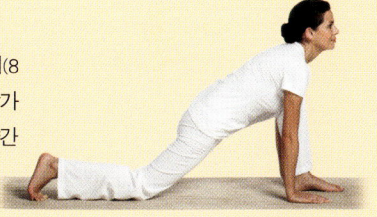

12. 숨을 들이쉬면서 몸을 돌려 왼발 쪽으로 향하게 해서 돌진 자세(8단계 참조)로 돌아간다. 오른쪽 무릎을 바닥으로 내린다. 이때 발가락은 아래부위가 바닥에 닿아 있게 유지한다. 시선은 정면의 약간 위쪽을 본다.

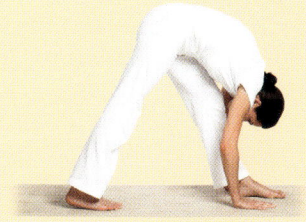

13. 숨을 내쉬면서 가능한 한 무릎을 곧게 편다. 엉덩이가 틀어지지 않고 똑바르게 있는지, 발은 앞에 있는 왼발과 서로 평행하게 있는지 확인하라. 가능하다면 양손을 발 양옆 바닥에 둔 상태로 유지하려 노력한다. 양손을 바닥에 대고 유지할 수 없다면 왼쪽 발목이나 왼쪽 정강이를 양손으로 잡는다. 왼쪽 정강이 쪽으로 머리를 숙인다.

14. 숨을 들이쉬면서 오른팔을 들고 몸통을 위쪽으로 틀면서 삼각 자세(6단계)로 돌아온다. 왼손을 왼발이나 왼쪽 정강이 앞에 놓는다. 팔을 일직선으로 수직이 되게 유지하고 고개를 돌려 위에 있는 손을 쳐다본다.

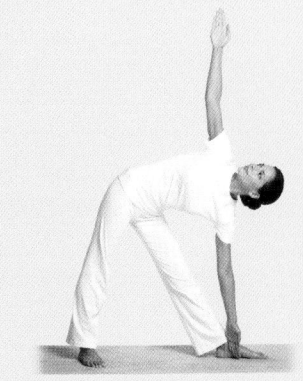

15. 숨을 내쉰 뒤, 들이쉬면서 오른팔이 이끌듯이 몸을 일으켜 세워 불가사리 자세(5단계)로 돌아온다. 왼발을 틀어서 발끝이 앞쪽을 향하게 하여 양발을 11자 모양으로 평행이 되게 놓는다. 양팔을 양쪽으로 어깨에서부터 쭉 뻗어 늘인다.

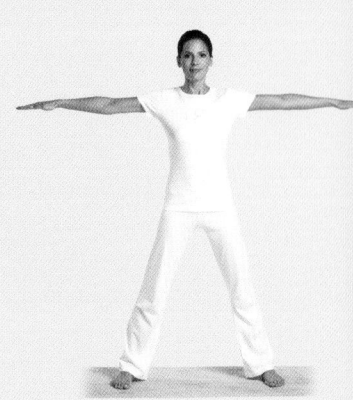

16. 숨을 강하게 내쉬며 발끝을 45도 정도 틀고, 무릎과 팔꿈치를 굽혀서 가능한 한 깊게 앉음으로써 웅크린 칼리 자세(4단계에서처럼)를 다시 취한다.

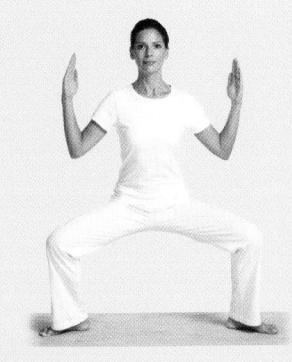

CHAPTER 5   정화하는 숨, 아파나

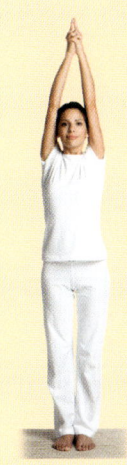

17. 숨을 들이쉬면서, 팔과 다리를 곧게 펴서 선 자세로 일어난다. 이 때 거의 동시에 발을 떼서 함께 모은다. 몸 전체를 위로 쭉 뻗어 올리면서 팔꿈치를 쭉 펴고 가능한 한 팔이 귀 뒤에 있도록 유지한다. (2단계에서처럼) 양손을 함께 움켜쥐고 집게손가락을 풀어 맞대고 천장을 찌를 듯이 쭉 뻗는다.

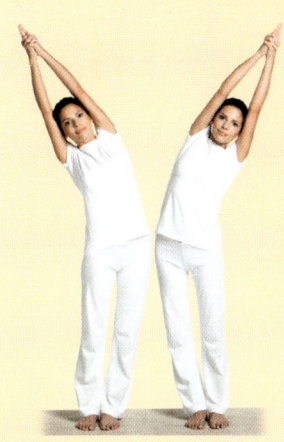

18. 숨을 내쉬면서 오른쪽으로 기울여 측면으로 한껏 굽혀서, 반달 자세(3단계에서처럼)를 한다. 들이쉬면서 몸을 일으켜 세워 중앙으로 돌아온다. 내쉬면서 왼쪽으로 기울여 측면으로 한껏 굽혀서 반달 자세를 한다. 들이쉬면서 중앙으로 돌아온다. 체중을 양발 전체에 고르게 배분하여 균형 잡힌 상태를 유지하라.

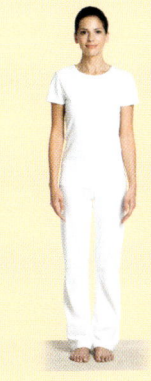

19. 숨을 내쉬면서 손을 풀고 팔을 한껏 뻗은 상태로 원을 그리듯이 내리고 몸통 양옆에 이완된 상태로 두어 시작 자세로 돌아온다. 이로써 달 경배 연속 동작의 1라운드를 마쳤다. 다음 라운드에서는 왼쪽으로 먼저 시작하고 3단계와 18단계에서도 왼쪽으로 먼저 굽힌다.

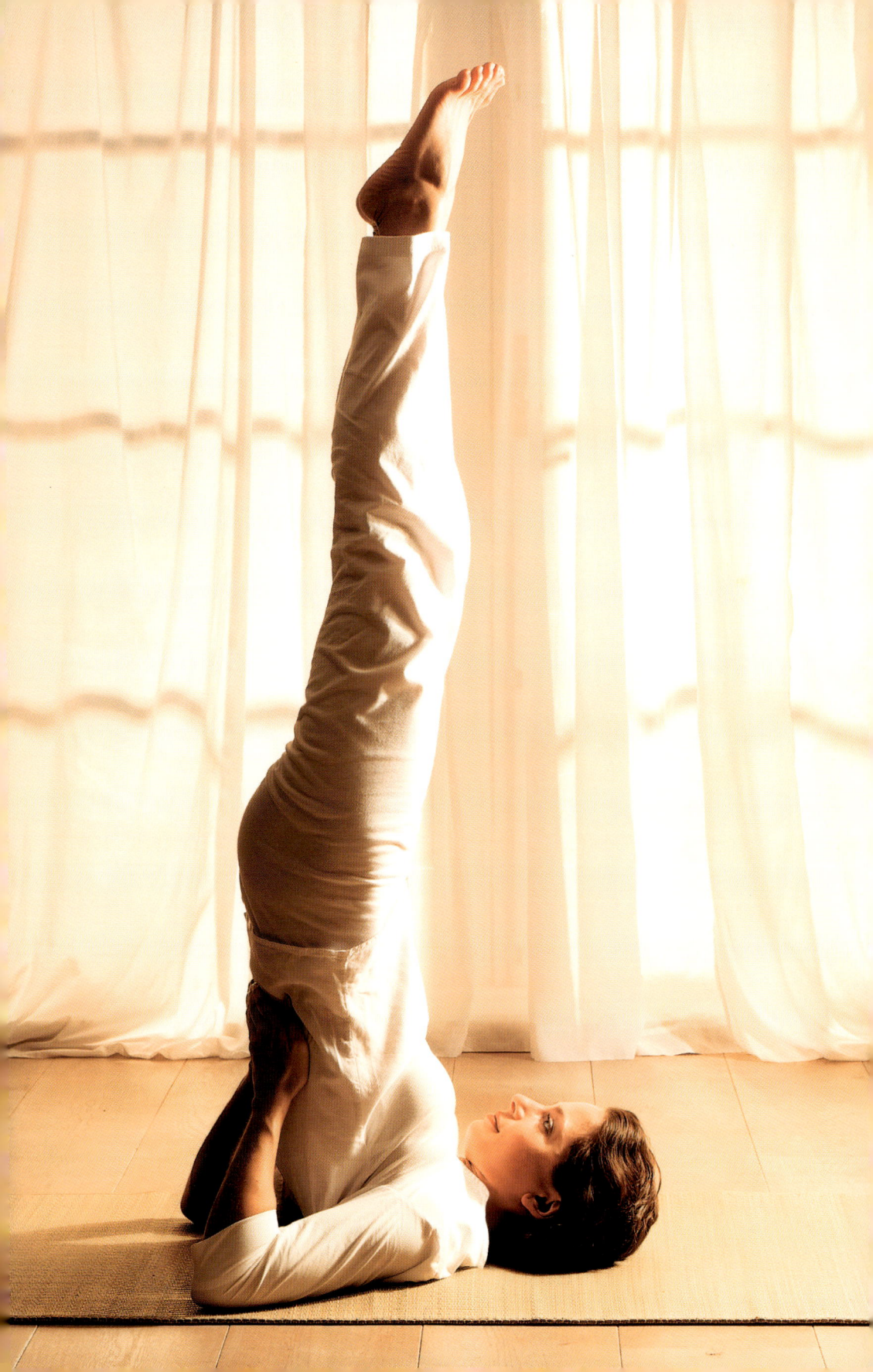

CHAPTER 6

표현하는 숨, 우다나

우다나(udana)는 표현하는 숨의 산스크리트어로, '위로 상승하는 공기'라는 뜻이다. 우다나 에너지는 태양신경총에서 시작하여 인후를 향해 위로 오를 때 힘을 얻는다. 다섯 양태의 미세 에너지 중 마지막인 우다나는 변화의 속성이 있다. 고대 요가 문헌에서는 몸의 성장과 신체적 기질, 즉 일어서고 움직이는 능력을 관장하는 한편, 열정을 통해 감정적으로 자신을 드러내는 데 도움을 준다고 말한다. 목소리에 힘을 주고 또 이를 유지하며, 특유의 방식으로 스스로를 표현할 수 있는 능력을 준다고도 말한다.

이 장의 전반에 걸쳐, 고요하고 리듬감 있게 표현하는 숨의 움직임을 지속하는 데 도움이 되는 호흡 수련법을 익힐 것이다. 이로써 우다나 숨의 힘은 현재의 당신을 표현할 뿐 아니라 당신이 되고자 하는 것에 대한 강렬한 소망을 표현하는 데 도움을 준다.

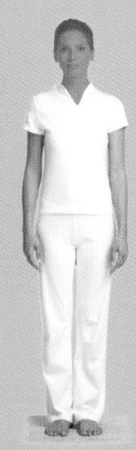

우다나 에너지가 가장 영향을 많이 주는 몸의 부위

호흡의 힘 THE POWER OF BREATH

영감을 주는 에너지 일깨우기

몸을 공장이라고 상상할 때, 우다나 숨은 에너지가 알맞게 전달되어 외부 세계와 효과적으로 소통하고 있는지 확인하는 창의적인 중역이자 대변인으로 볼 수 있다. 또한 이 표현하는 숨은 생산물의 종류를 결정하고 그 품질을 평가할 뿐 아니라, 연료에서 생산되는 에너지를 몸 주위의 적합한 통로로 전달하기도 한다.

  육체적인 측면에서 호흡의 궁극적인 목적은 연료, 즉 섭취한 음식물을 태우는 세포들에 산소를 공급하는 것이다. 신진대사의 이 과정을 때로 '내적 호흡' 또는 '세포 호흡'이라고 한다. 섭취한 음식의 여러 가지 영양소가 이런 식으로 산화될 때, 세포가 배출한 이산화탄소와 함께 에너지가 방출되어 몸속으로 들어간다. 호흡 수련의 주요 목적은 세포 간의 연소를 촉진하여 세포 호흡을 자극하는 것이다. 모든 호흡 수련법은 내적 열의 발생을 증가시킨다.

  호흡 수련법은 또한 요가 동작을 향상시켜 몸을 재활성화하는 데 효과가 있다. 우다나는 등과 근육을 관장하고 목 근육에 머리의 무게를 지탱할 수 있는 힘을 준다. 우리는 사실상 우다나의 힘으로 바르게 서 있을 수 있다. 우다나 에너지가 막힘없이 흐를 때 힘들이지 않고 서거나 움직이는 것을 느낄 수 있으며 더러는 구름 위를 걸어 다니는 것처럼 발걸음이 가벼운 느낌을 받을 수도 있다.

  또한 이번 장에서 설명하는 호흡 수련법은 육체를 에너지적 · 마음적 · 영적인 몸과 좀 더 조화를 이루게 변화시킨다. 일단 세포 수준에서 에너지가 발산되면 표현하는 숨은 당신이 육체적이거나 정신적인, 또는 감정적이거나 영적인 어떠한 길을 선택하더라도 자유롭게 당신 '자신'을 표현할 수 있게 돕는다. 우다나는 모든 범위에서 성장하고 변화하는 능력에 해당하기 때문이다. 이들 호흡법을 수련함으로써 숨 에너지를 의식적인 통제하에 두어, 스스로를 자각하는 능력을 크게 기를 수 있다. 우다나 에너지를 고양함으로써 정직하게 자신

CHAPTER 6 표현하는 숨, 우다나

우다나 에너지 다루기

이 장의 호흡법을 수련할 때 자신에게 다음과 같은 질문을 해 보라. 이 질문들은 변형된 우다나 에너지의 흐름을 어떻게 최상으로 만들 수 있는지에 대한 답을 줄 것이다.

- 개방적이고 진실하게 나 자신을 표현하는가? 말이 생각과 행동을 반영하고 있는가? 잡담하거나 수다를 떠는 데 표현하는 숨을 낭비하고 있지는 않은가?
- 지나치게 대화를 많이 하는 경향으로 인해 산만해져서 평온함을 느끼기 힘들지 않은가?
- 음성이 분명하고 안정적이며 음색이 좋은가?
- 삶이 의미 없는 활동들의 소용돌이 속에 있지는 않은가? 어떻게 하면 행위에 더 잘 집중할 수 있을까?
- 종종 경솔하다고 느끼는가? 어떻게 이 느낌을 안정감으로 균형 잡을 수 있을까?
- 삶을 여행이라고 생각하는가? 그렇다면 새로운 방향으로 탐험을 할 수 있을까?
- 일이 잘 안 풀리고 있을 때 도전하는가, 아니면 절망에 빠지는가?
- 긍정적인 방식으로 성장하고 변화하도록 자신을 허락하는가?
- 이용 가능한 자원을 최대한 활용하는가? 어떻게 하면 이를 더 효과적으로 사용할 수 있을까?
- 어떻게 영감을 느낄 수 있을까? 생각을 행동으로 옮길 수 있는 에너지를 가지고 있는가?

을 표현하고 창의성을 명확히 나타내는 능력이 강화되는 것이다. 즉, 다른 사람들이 어떻게 생각할지에 대한 두려움 없이, 또 감정으로 인해 흥분하지 않고 당신의 정서적인 요구를 더 자유롭게 전달하도록 돕는다.

우다나 숨은 몸을 발달시키고 의식을 발전시키는 데 사용할 수 있는 핵심적인 에너지이므로 조심스럽게 길러야 한다. 이 책에서 가장 중요한 호흡 수련법은 말하거나 반응하기 전에 단지 잠깐 멈추고 심호흡을 하는 것이다. 할 수 있는 한 가장 진실한 방식으로 표현할 필요가 있는 것만, 표현하기를 원한 것만을 말할 수 있다고 느낄 때까지 어떠한 것도 말하지 않는 것이다. 이런 방식으로 숨을 사용하면 말에 엄청난 힘이 실리고 모든 의사소통이 더 의미 있어진다.

우다나 심상화 : 에너지 표현하기

표현적이고 상승하는 양태의 미세 에너지 우다나가 몸에서 가장 강하게 영향을 미치는 곳은 손과 목이다. 소통하고 믿는 바를 옹호하며 꿈이 결실을 맺게 하는 능력을 관장하는 에너지 센터, 비슛다 차크라(33페이지 참조)에 본부를 두고 있다. 표현하는 에너지인 우다나 숨은 내쉴 때마다 내는 소리를 통해 자신을 나타낸다. 날숨은 독특한 목소리로 말할 수 있게 하는 진동을 일으킨다. 나아가 우다나 에너지는 말을 넘어서 있는 생각에 영감을 준다. 옆 페이지의 '우다나 숨 호흡법'으로 표현하는 에너지를 고양하면 더 명료하게 표현할 수 있게 된다. 뿐만 아니라 목소리를 변화된 사고를 위한 운송 수단으로 만듦으로써 더 나은 방향으로 성장하고 변화할 수 있다. 또한 우다나 에너지가 증가하면 다른 매개체를 통해 소통하는 데 도움이 되므로 표현의 많은 영역에 숨겨진 창의적 잠재력을 일깨울 수 있다.

모든 호흡 수련들과 마찬가지로, 천천히 시작하고 규칙적으로 수련한다. 너무 과하게 수련하면 과도한 우다나 에너지로 인해 말이 너무 많아질 수도 있으니 피한다. 이런 일이 생기지 않게 하려면, 2단계에서 당신의 토대에 초점을 맞춰 자신을 확고히 안정되게 한다.

옴(OM) 챤팅

산스크리트 만트라(mantra, 기도나 명상을 할 때 외는 주문) 옴(OM)은 '아'(AAH), '우'(OOO), '음'(MMM), 세 음절로 이뤄져 있다. 요가 수행자들은 이를 '우주의 소리'라고 여겼다. 말과 음악을 포함한 모든 소리를 합하면 이 소리를 들을 수 있을 것이다. 옴을 챤팅(반복 염송)하면 신경계와 육체적인 몸에 긍정적인 효과가 나타나고, 변화가 가능해져 잠재되어 있는 육체적·정신적 능력을 일깨운다고 한다.

우다나 숨 호흡법

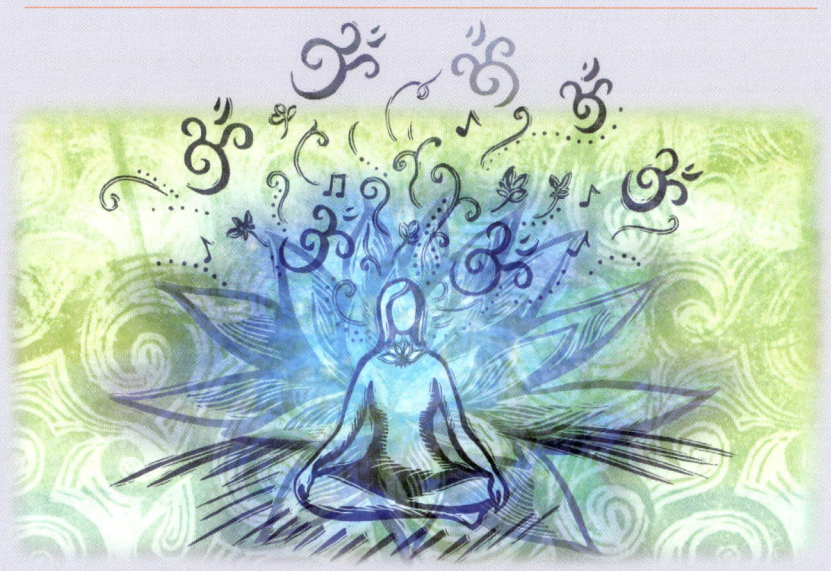

여기서 연꽃은 우다나 에너지의 힘과 표현하는 아름다움을 상징한다. 편안하게 앉아서 시작하되, 가급적 다리를 교차하여 앉도록 하라. (45~47페이지 참조) 혹은 똑바로 서서 한다.

1. 척주를 곧게 펴고 눈을 감는다. 입술은 부드럽게 다물고 코로 숨을 깊고 충분히 들이쉰다.

2. 숨을 멈추고 목구멍에서 푸른 연꽃이 피고 있다고 심상화한다. 연꽃의 뿌리가 진흙 속에 깊게 뿌리내리고 있다고 상상하고 빛을 향해 위로 상승하는 꽃의 에너지를 느껴라. 편안하다고 생각하는 만큼 숨을 멈추고 보유한다.

3. 입으로 내쉬면서 할 수 있는 한 크고 길게 '옴(OM)' 소리를 낸다. 태양신경총에서 '아(AAH)' 하는 소리를 내는 것으로 시작해서 가슴까지 올린 뒤, 입과 입술을 둥글게 하여 '우(OOO)' 소리를 내고 입술을 다물어서 '음(MMM)' 소리를 내면, 얼굴과 입, 인후에서 진동이 일어난다.

4. 눈을 뜨기 전에 1~5차례 반복한 뒤, 이완하고 평상시 호흡 패턴으로 돌아온다.

우다나에 얽힌 우화 : 토끼와 거북이

"상승하는 숨(우다나)과 더불어 호흡하는 자는 모든 것을 포함하고 있는 참자아다."
—『브리하다란야카 우파니샤드Brihadaranyaka Upanishad』, 3.4.1

옛날, 토끼와 거북이가 벌인 유명한 경주에서 토끼가 선두를 차지하기 위해 앞서 달려 나갔다. 토끼의 평균 호흡은 분당 55회 정도였지만 몸을 격심하게 움직인 탓에 호흡이 훨씬 더 빨라졌다. 달리며 빨리 호흡하느라 지친 토끼는 에너지를 재충전하기 위해 자주 '멈추었다'. 빠르고 불안정한 호흡 때문에 멈췄다 뛰기를 반복할 수밖에 없었고, 결국 토끼는 경주에서 졌다. 한편 거북이는 천천히 출발하였고 경주 구간 전체에 걸쳐 일정한 속도를 유지했다. 달리기보다는 리듬감 있게 걸었기 때문에 호흡량을 크게 늘릴 필요가 없었다. (거북이는 분당 3~5회가량 호흡하는 경향이 있다.) 이 때문에 쉬지 않고 완주하여 경주에서 승리할 수 있었다.

우화에 대한 설명

스스로를 돌아보라. 토끼처럼 바쁘게 뛰어다니고 있지는 않은가? 상승과 하

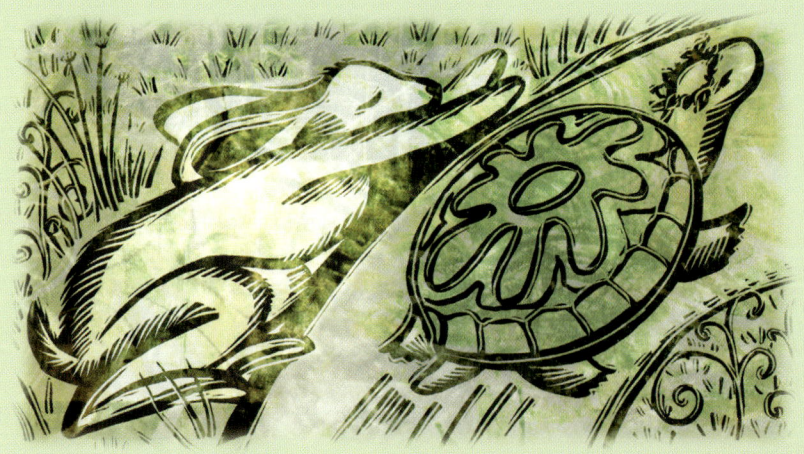

CHAPTER 6 표현하는 숨, 우다나

강, 시작과 중단을 반복하고 있지는 않은가? 아니면 거북이처럼 체질적으로 규칙적이어서 과로하지 않고 안달복달하지 않으며 시험에 잘 대처하는가? 인도에는 연수가 아니라 호흡수로 수명이 측정된다는 검증되지 않은 한 가지 이론이 있다. 즉, 빠르고 얕게 호흡하여 호흡의 속도를 높이면, 할당된 호흡수를 더 빨리 소모해 버려서 지상에서의 시간이 단축된다는 것이다. 건강한 사람은 보통 깨어 있을 때 분당 18회, 시간당 1,080회가량 호흡한다. 하루 24시간 동안 24,000회가량 호흡한다고 하면(잠들어 있는 동안은 호흡이 느려진다), 연당 900만 번에 약간 못 미치게 호흡하고 70세까지 6억 번 이상 호흡하게 된다. 쉽게 흥분하는 사람은 호흡을 빠르게 함으로써 할당된 호흡수에 훨씬 일찍 도달할 것이다. 분당 55회 호흡하는 토끼는 기대 수명이 10년인 반면, 분당 3~5회인 거북이는 대략 193년을 산다. (아래 비교 도표 참조)

표현하는 숨인 우다나 에너지를 사용함으로써 호흡률을 낮추는 법과 보다 건설적인 방식으로 호흡을 운용하는 법을 배울 수 있다. 이 장에서 설명하는 호흡 수련을 규칙적으로 하면 호흡의 수를 줄일 수 있고, 호흡할 때마다 각각의 호흡을 건전하게 사용할 수 있도록 더 잘 준비할 수 있다. 우다나 에너지는 성대의 장력을 제어할 뿐 아니라 인지 능력을 조절하여 자신을 표현하는 데 도움이 되기 때문이다.

호흡과 수명의 상대적 비율

	대략적인 분당 호흡수	평균 예상 수명
토끼	55	10
인간	15~18	70
거북이	3~5	193

호흡의 힘 THE POWER OF BREATH

성공을 위한 호흡하기

웃자이 호흡은 위로 오르는 우다나 에너지의 표현이다. 산스크리트어의 접두사 'ud'는 웃자이(ujjayi)와 우다나(udana) 모두에 붙어 있는데, 위로 팽창한다는 의미다. 자야(jaya)는 '승리'를 의미한다. 이는 우다나 에너지를 활용하는 방법이 당신이 기울이는 모든 노력에서 성공을 거둘 수 있도록 도울 수 있다는 점을 강조한다. 웃자이 호흡은 성문의 일부를 막는 특징이 있는데, 성문은 말을 할 수 있게 하고, 양치질 할 때 인후로 물이 넘어가지 못하도록 한다. 성문을 수축하면 평상시 나는 호흡 소리가 증폭하고, 알맞게 수축했을 때 신경계가 원활히 움직이며 마음을 고요하게 하는 부드러운 진동이 발생한다.

옆 페이지의 수련법을 시작하기 전에 쇄골 주변의 목 근육을 수축하는 수련, 즉 숨을 들이쉴 때 인후 내부를 끌어당기는 연습을 하라. 인후에 약간의 장력을 발생시키는, 마치 들어오는 공기에 대해 방풍막을 치는 것 같은 이 행법이 어떻게 코를 고는 것과 달리 성문이나 연구개를 사용하지 않고 지속적으로 소리를 내는지 알아차린다. 숨을 들이쉴 때 치찰음인 '스' 소리가, 내쉴 때 기식음인 '흐' 소리가 나는 것을 들을 수 있을 때까지 근육을 수축하는 수련을 하라. 영화 〈스타워즈〉의 다스 베이더의 목소리와 유사한 소리가 날 것이다.

요가 수련을 하는 동안 웃자이 호흡 하기

몇몇 요가 전통에서는 요가 수련을 하는 동안 웃자이 호흡을 해야 한다고 주장한다. 명상하거나 걷거나 달리는 동안 웃자이 호흡을 할 수도 있다. 이렇게 수련할 때는 결코 숨을 멈추어 보유할 수 없고, 단순히 성문을 수축해서 지속적으로 숨이 들어오고 나가게 할 수 있을 뿐이다. 아파나와 프라나가 균형을 이루도록 들숨과 날숨을 동등하게 유지하려고 노력하라. 요가 자세의 정점에서나 태양 경배 자세(70~73페이지 참조)를 하는 동안 호흡의 리듬을 높일 수 있다. 숙련되어 이 자세의 각 동작에서 난이도가 높아질수록, 자세에 적합하게 호흡이 빨라지는 경향이 생기는데 이를 거스르지 않는 것이 최선이다.

CHAPTER 6 표현하는 숨, 우다나

웃자이 호흡

이 호흡 기법은 우다나 에너지에 강력한 자극을 준다. 또한 목소리를 좋아지게 하고 소화의 불을 지펴서 가스와 프라나의 교환을 촉진한다. 요가 지도자들은 과도한 점액, 기침, 발열, 천식, 폐결핵, 저혈압, 호흡기 질환의 문제가 있는 사람에게 이 수련을 권한다. 이 호흡법은 또한 신경계를 활성화함으로써 우울증을 감소시키고 명상에 큰 도움이 되기도 한다. 편안하게 앉아서 시작하라.
(45~47페이지 참조)

1. 등을 곧게 펴고 앉아서 전사처럼, 가슴을 약간 앞으로 나오게 한다. 손바닥이 천장을 향하게 한 왼손을 왼쪽 무릎 위에 놓고, 오른손은 비슈누 무드라(66페이지 참조)를 하여 얼굴 앞에 올린다.

2. 입술을 부드럽게 다물고 쇄골 주변의 근육을 수축하여 성문을 부분적으로 닫는다. 양 콧구멍으로 천천히 숨을 들이쉰다. 지속적으로 낮고 부드러우며 일정한 소리를 들을 수 있어야 한다.

3. 들이쉬는 숨의 마지막에 엄지손가락과 약손가락, 새끼손가락으로 양 콧구멍을 부드럽게 막는다. 편안한 만큼 숨을 멈추고 보유한다. 여러 해 동안 호흡 수련을 해 왔다면 숨을 멈추고 있는 동안 잘란다라 반다(목 잠금, 157페이지 참조)와 물라 반다(뿌리 잠금, 131페이지 참조)를 동시에 해도 좋다.

4. 내쉴 준비가 되면 왼쪽 콧구멍에서 손을 뗀다. 반다를 하고 있다면 손을 뗌과 동시에 반다도 풀어 준다. 그런 다음 오른쪽 콧구멍은 막은 상태를 유지하면서 왼쪽 콧구멍으로 숨을 천천히 조용하게 내쉰다. 이것이 완성된 한 라운드다.

5. 처음에는 5라운드를 수련하고 차츰 횟수를 늘려 한 번 앉았을 때 20라운드까지 하고 이완한다. 이 수련을 더 하고 싶다면 숙련된 요가 지도자의 지도를 구하는 것이 최선이다.

호흡의 힘 THE POWER OF BREATH

위로 날아오르는 숨

"공기를 빠르게 들이쉬어서 수벌의 소리를 내라. 숨을 멈추어 보유했다가 다시 내쉬는 수련을 하는데, 이때(내쉴 때)는 암벌의 붕붕거리는 소리를 내라. 이를 계속 수련한 위대한 요가 수행자는 심장에서 말로 표현할 수 없는 즐거움을 느낀다."
— 『하타 요가 프라디피카Hatha Yoga Pradipika』, 2.68

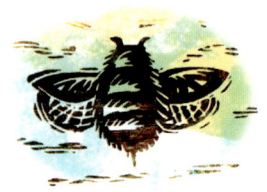

'꿀벌 호흡(옆 페이지 참조)'은, 소통의 에너지 센터이며 우다나 숨의 중추인 목 차크라를 자극하고 정화한다. 요가 문헌들은 이 수련이 내면의 '재잘거림'과 수다를 떨고 싶어 하는 충동에서 마음을 자유롭게 해 주어, 진리의 소리를 깨달을 수 있게 준비시키고 더 조리 있고 신중한 방식으로 말할 수 있게 한다고 설명한다. 이들은 우다나 에너지의 모든 중요한 속성이다. 이 호흡 수련을 하면 또한 집중력과 기억력, 자신감이 개선된다. 그리고 기꺼이 듣고자 하는 마음을 더 크게 발전시키고 마음에서 우러나오는 더 깊은 차원에서 소통할 수 있는 능력이 고양된다.

꿀벌 호흡으로 위대한 내면의 평화 또한 경험할 수 있다. 가수나 배우, 교사나 대중 연설가에게, 또는 직장이나 집, 사회생활에서 사용하기 위해 말하고 소통하는 능력을 향상시키고 싶어 하는 사람에게도 이 붕붕거리는 호흡 기법을 추천한다. 이 기법을 규칙적으로 수련하는 요가 수행자들의 목소리는 더 감미롭고 듣기 좋다고 알려져 있다.

수련을 시작할 때 꿀벌 같은 붕붕거리는 소리를 내기 어렵다면 다음과 같은 방법으로 시작하는 것이 좋다. 단순히 깊게 들이쉬고 '팜(palm)', '캄(calm)', '험(hum)', '옴(OM)'과 같이 '~ㅁ(m)'으로 끝나는 단어를 반복해서 발음해 보라. 이때 마지막 소리인 '~ㅁ'을 가능한 길게 내라.

CHAPTER 6 표현하는 숨, 우다나

꿀벌 호흡(브라마리BHRAMARI)

이 호흡법을 수련하다 보면 체온이 높아지는 것을 느낄 수도 있는데, 이는 혈액순환이 빨라지면서 발생하는 현상이다. 인후에 문제가 쉽게 생기는 체질이라면 규칙적으로 수련하면서 이 문제가 개선되는지 주의 깊게 살핀다. 편안하게 앉아서 시작한다. (45~47페이지 참조)

1. 등을 곧게 펴고 앉은 다음, 복부와 가슴이 방해받지 않고 긴장이 풀려 있는지 확인한다. 양 손바닥을 각 무릎 위에 놓는다.

2. 입과 입술을 부드럽게 다물고 인후의 뒷부분을 조인다. 머리는 똑바로 세우고 목 근육은 이완된 상태를 유지해야 한다는 점을 명심하라.

3. 양 콧구멍으로 숨을 강하게 들이쉬어 연구개(입천장 뒤쪽의 말랑한 부분)를 진동하여 인후에 활기를 북돋우는 코 고는 소리를 낸다. 어떤 사람들은 이를 당신이 인후를 정화할 때 내는 소리에 비유한다. 요가 문헌에서는 검은색의 큰 뒤영벌이나 수벌의 윙윙거림에 비유한다.

4. 편안하다고 느끼는 시간만큼 숨을 잠깐 멈춘다. 이 짧은 멈춘 숨 동안 위로 날아오르는 우다나 에너지에 대해 생각한다.

5. 준비가 되면 양 콧구멍으로 숨을 내쉬면서 높은 음조의 윙윙거리는 '음(MMM)' 소리를 낸다. 고대 요가 문헌에서는 이 소리를 작은 꿀벌이나 암벌의 윙윙거리는 소리에 비유했다. 폐에서 공기를 모두 내보내려고 하라.

6. 3~5차례 이 기법을 반복하면서 인후와 입, 볼, 입술의 진동을 느껴 본다. 다른 음조의 윙윙거리는 소리가 에너지에 어떻게 영향을 미치는지 알아보기 위해 이들 각각의 소리를 내면서 실험해 보는 것도 좋다.

7. 마치고 나서 눈을 감고 조용하게 호흡한다. 3~10분가량 고요히 앉아서 윙윙거림이 마음에 미친 영향을 알아차린다.

호흡의 힘 THE POWER OF BREATH

침묵의 소리

"숨은 '함(HAM)' 소리를 내며 나가고 '소(SO)' 소리를 내며 들어온다.
'함소(HAMSO)' 만트라를 하루 24시간 동안 21,600번 반복하라."
— 『요가 추다마니 우파니샤드 Yoga Chudamani Upanishad』, 31~32

단식으로 몸을 정화하는 것과 마찬가지로, 받아들이는 감각적 인상을 제한함으로써 마음을 정화하고 고요하게 할 수 있다. 감각기관을 완전히 막는 것(옆 페이지 참조)은 외부의 자극으로부터 스스로를 자유롭게 만드는 기법으로, 호흡의 소리에 집중할 수 있게 한다. 이는 우다나 조절 능력을 강화한다.

깊은 침묵 속에서, 들이쉬는 숨에는 '소(SO)', 내쉬는 숨에는 '함(HAM)' 소리가 나는 것을 반복해서 들을 수 있다. 소-함(So-ham)은 근원적인 산스크리트 만트라로, 당신을 호흡하는 다른 존재들과 연결시킨다. 다른 존재들의 호흡도 동일한 소리를 내기 때문이다. 소-함(So-ham)의 문자적 의미는 '나는 존재한다'다. 내쉬는 숨을 먼저 들어서 음절의 순서가 바뀌면 함소(hamso) 또는 함사(hamsa)로 들릴 것이다. 이들은 각각 산스크리트어로 '영혼'과 신성한 영혼의 상징인 '백조'를 의미한다.

내면의 소리 듣기

외부의 자극을 차단하면 서양철학에서 '천체의 음악(music of the spheres)'이라 묘사하는, 육체적인 근원을 갖지 않는 아나하타(정복되지 않는) 차크라의 소리들을 이따금 들을 수 있다. 감각을 제어하는 수련에서도 들을 수 있는데, 다음과 같이 나타난다.

- 풍경 소리
- 류트(현악기) 소리
- 드럼 두드리는 소리
- 고동 부는 소리
- 벨 소리
- 심벌즈 치는 소리
- 멀리서 천둥치는 소리
- 플루트 소리

CHAPTER 6 표현하는 숨, 우다나

감각 차단하기 (샨무키 무드라 SHANMUKHI MUDRA)

산스크리트어로 샨(shan)은 '여섯'을, 무키(mukhi)는 '얼굴'을 의미한다. 이 수련에서는 외부의 자극을 받아들이는, 얼굴에 있는 여섯 '문', 즉 귀와 눈(각각 두 개), 코, 입을 닫는다. 처음에는 감각을 제어하는 것 때문에 다른 수련법들보다 더 어렵다고 느낄지도 모른다. 그러나 지속적으로 수련하는 사람들은 깊은 평화로움과 건강이 증진되는 느낌을 받는다고 한다. 편안하게 앉아서 시작한다. (45~47페이지 참조)

1. 등을 곧게 펴고 앉는다. 입을 다물고 코로 들어오고 나가는 숨의 자연스러운 움직임을 알아차린다.

2. 준비되면 양손을 얼굴로 가져온다. 엄지손가락 끝을 부드럽게 귓속으로 넣는다. 집게손가락을 사용하여 조심스레 눈꺼풀을 닫는다. (눈알을 누르지 않고) 가운뎃손가락을 부드럽게 콧대의 양쪽에 각각 놓는다. 이는 숨의 흡입량을 줄여 주는데, 완전히 막지는 않는다. 약손가락은 윗입술에, 새끼손가락은 아랫입술에 놓고 입을 다문다. (사진 A 참조)

3. 코로 가볍게 숨을 쉬면서 내면을 향해 집중하고 자신의 호흡 소리에 귀 기울인다. 들이쉴 때 어떻게 '소(SO)' 소리를 내는지, 내쉴 때마다 자연적으로 '함(HAM)' 음절이 반복되는지 알아차린다.

4. 초심자라면 적어도 5분간 수련하면서 마음이 산만해질 때마다 '소'와 '함' 음절의 소리로 되돌아가 집중한다. 그런 다음 얼굴에서 손을 떼고 이완한 뒤, 천천히 눈을 뜬다. 수련을 해 나가면서 앉아 있는 시간을 서서히 늘려 20분간 한다.

긍정적 에너지 보존하기

"인후를 수축하고 턱으로 가슴(심장에서 약 10센티 떨어져 있는)을 단단히 눌러라.
이것이 잘란다라 반다. 이는 이른 노화와 죽음을 막는다."
―『하타 요가 프라디피카 Hatha Yoga Pradipika』, 3.70

요가 호흡 수련은 호흡을 조절하는 기법과 에너지를 '빠져나가지 못하게' 하는 다양한 '반다(잠금)'와 무드라(손 자세)를 함께 결합해서 한다. 반다 없이 하는 호흡 수련은 불완전하다고 여겨진다. 일반적으로 산스크리트어 반다(bandha)는 '잠금'으로 번역되는데, '묶다', '조절하다', '막다', '잡다', '합류하다', '수축하다'는 의미도 있다. 호흡 수련에서 반다는 대개 에너지를 집중하는 데 도움이 되는 근육의 수축을 말한다.

옆 페이지의 목 잠금 수련(잘란다라 반다)은 몸의 가장 중요한 지압점들 중 하나인 인후에서 표현하는 숨인 우다나의 상승을 막는다. 산스크리트어로 잘라(jala)는 '그물' 또는 '망상조직'을 의미하는데, 여기서는 척주와 신경망을 지칭하며 우다나 에너지의 센터인 목에서 뇌와 연결된다. 다라(dhara)는 '위로 끌어당김'을 의미한다. 이 수련은 척주와 신경 센터들을 위로 끌어올리려 하는 것인데, 결국 뇌에 작용한다. 잘란다라 반다는 폐와 심혈관계를 의식적인 통제하에 두는 데 도움을 준다. 그리고 심장박동을 차분하게 가라앉혀서 심장이 강하고 안정적인 리듬으로 뛸 수 있게 한다. 이 기법은 목의 전면에 있는 갑상선을 활성화함으로써 호르몬과 신진대사율을 안정시키는 데 도움을 주기 때문에 요가 수행자들이 중시 여긴다. 숨을 멈추고 보유할 때 이 반다를 함으로써 인후 부위의 우다나 숨에 강력하게 집중하여 비숫다 차크라(33페이지 참조)를 자극한다. 이는 에너지의 막힘이나 불균형을 제거하는 데 도움이 되어 자극들이 심장과 마음 사이의 차크라 체계를 따라서 앞뒤로 움직일 수 있게 한다. 그 결과 말할 때 우다나 숨을 사용하여 생각을 명료하게 표현할 수 있다.

CHAPTER 6 표현하는 숨, 우다나

목 잠금(잘란다라 반다 JALANDHARA BANDHA)

모든 반다, 즉 에너지 잠금 기법들 중에서 가장 중요한 것이다. 숨을 멈추었을 때 육체적으로 인후와, 귀와 코를 연결하는 관인 귀인두관으로 들어오는 공기를 차단한다. 어떻게 하는지 이해하기 어렵다면 어깨로 서기(160페이지 참조)를 수련하고, 거꾸로 서는 자세를 숙달한 후에 잘란다라 반다를 호흡 수련과 결합한다. 편안하게 앉아서 시작한다. (45~47페이지 참조)

1. 척주를 곧게 펴고 앉는다. 입술을 부드럽게 다물고 코로 숨을 충분히 들이쉰다. 들숨의 끝에 흉골이 약간 올라가는 것을 알아차린다.

2. 숨을 멈추기 바로 직전, 즉 들이쉬는 숨의 끝에 입천장에 혀끝을 댄다. 천천히 들이마시면서 혀를 미끄러지듯이 뒤로 움직여 인후 뒤에 빈 공간을 만든다. 머리를 앞으로 숙여서 턱을 쇄골에 닿게 하고 인후를 막는다. 경정맥(목정맥)의 패인 곳, 즉 인후 아래에 V자 모양의 양 쇄골이 연결되는 오목한 곳에 턱을 갖다 댄다. (사진 A 참조)

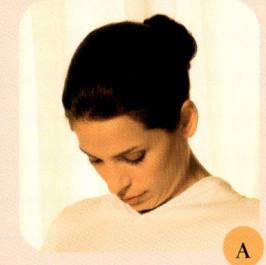

3. 숨을 멈추고 유지할 수 있는 한 이 자세를 지속한다.

4. 내쉴 준비가 되면, 먼저 인후를 이완하고 머리를 곧바르게 세운 자세로 돌아온다. 혀를 풀어 주고 충분히 내쉬면서 이완하며 평상시 호흡으로 돌아온다.

주의: 숨을 충분히 보유한 상태에서만 이 반다를 수련한다. 임신 중이거나 우울증 또는 저혈압이 있다면 피한다.

공중에 떠오르기

"복부 안을 공기로 가득 채운 요가 수행자는 연꽃잎처럼 물 위로 떠오른다."
— 『하타 요가 프라디피카 Hatha Yoga Pradipika』, 2.70

우다나 숨의 에너지는 수행자로 하여금 마치 공중에 떠오르는 듯 느끼게 한다. 옆 페이지의 '떠오르기 호흡' 기법을 통해 물에 떠 있는 것처럼 이 에너지를 조율할 수 있다. 이 기법에서 표현하는 숨의 위로 움직이는 에너지를 상징할 때, 진흙에 뿌리를 내리고 있지만 빛을 향해 위로 자라는 수생식물 연꽃을 사용한다. 물속이라는 환경에 영향을 받지 않는, 대단히 아름답고 섬세한 어떤 것이 진흙으로부터 나온다. 물에 떠 있지만 잎은 결코 축축해지거나 흠뻑 젖지 않는 연꽃처럼, 떠오르기 호흡법은 세상 여기저기를 돌아다니지만 부정성과 스트레스적인 요인들에 오염되지 않을 수 있게 하는 우다나 숨을 증폭시키는 데 도움을 준다.

폐를 공기로 채우는 대신 공기를 삼켜서 복부를 가득 채워라. 문자 그대로 물을 꿀꺽꿀꺽 삼켜서 위장으로 보내듯이 공기를 천천히 들이마셔라. 복부가 공기로 가득 찼을 때 배를 가볍게 툭툭 두드려 보면 북소리 같은 독특한 소리를 들을 수 있다.

다른 호흡 수련법들처럼 떠오르기 호흡은 보통 일반적인 앉는 자세로 수련하는데, 다양한 요가 자세, 예컨대 물고기 자세(115페이지 참조)로 수련할 수도 있다. 또한 수영장이나 욕조 등 물속에서도 할 수 있다. 이 기법으로 공기로 배를 채워 팽창시킨 상태를 유지하면 무한정한 시간 동안 물에 떠 있을 수 있다.

이 호흡법이 숙달되면 스트레스를 제거할 수 있는 아주 유용한 도구가 된다. 천일염 목욕이나 온욕과 같은 이완 목욕법과 결합하여 할 수도 있다. 또한 위산 과다를 완화하거나 단식으로 인한 심한 공복감을 줄일 때도 도움이 된다.

떠오르기 호흡

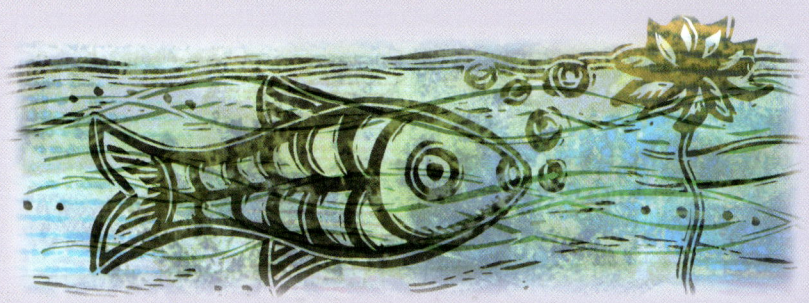

이 기법은 위장이 빈 상태에서 수련하는 것이 가장 좋고, 육체적인 요가 자세들이나 다른 호흡법들을 한 다음에 하는 것이 더 좋다. 수영장이나 욕조 가까이의 평소 수련 장소에서 한다.

1. 편안하게 앉는다. 입으로 숨을 들이쉰다. 인후 뒤에 공기가 느껴지면 음식을 삼키듯이 아래로 꿀꺽꿀꺽 마셔라. 또는 입을 공기로 채우고 다문 후에, 양 콧구멍을 막으며 뺨을 불룩하게 부풀리고 삼킨다. 복부가 공기로 가득 찰 때까지 5~6차례 반복한다.

2. 계속 앉아서 하거나 수영장이나 욕조에 들어가 물에 눕는다. 공간이 되면 다리를 교차하고, 가능하다면 발을 잡는다. 머리를 뒤로 젖힌 뒤, 눈을 감고 부드럽게 호흡하며 이완한다. 공기로 가득 찬 복부의 도움으로 물 위에 떠 있을 수 있을 것이다. 몸과 마음이 깃털처럼 가볍다고, 또는 뿌리내린 진흙에 더럽혀지지 않고 부유하는 여린 연꽃잎이라고 심상화하라.

3. 공기를 배출할 준비가 되면 트림하여 내보낸다. 복부 들어올리기(웃디야나 반다, 85페이지 참조)를 하거나 딸꾹질을 하여 이 과정이 원활히 일어나게 거든다. 그런 다음 이완한다.

4. 하고 싶다고 느껴지면 다시 반복하라. 단, 아주 서서히 수련해 나간다.

주의: 위통이나 장에 찬 가스로 인한 통증이 있다면, 또는 임신 중이라면 피하라.

호흡의 힘 THE POWER OF BREATH

우다나 수련 연속 동작
표현하는 에너지를 안정시키는 자세

다음 동작들은 인후를 자극하여 자신을 충분히 표현하지 못하게 막는 에너지 장애를 풀어 준다. 또한 목을 균형 있게 하여 우다나 에너지를 방사하고 안정시킨다. 말을 너무 많이 하거나 걱정을 지나치게 하거나 과도하게 활동적이어서 불면증이 있다면 도움이 된다.

연속 동작의 조합 만들기

동작들은 연속적으로 하는 것이 가장 좋다. 먼저 어깨로 서기를 해서 에너지적·정신적으로 책임을 떠맡을 준비를 한 후, 쟁기 자세로 척주를 펴 주고 자기 표현력을 넓힌다. 이들 동작을 균형 있게 만드는 것은 물고기 자세(115페이지 참조)다. 잠재력을 표현하는 데 필요한 용기를 북돋우기 위한 사자 자세로 연속 동작을 마친다. 앞의 두 동작을 할 수 없는 상태라면(옆 페이지 주의 참조) 바로 사자 자세를 하라.

어깨로 서기(사르반가사나 SARVANGASANA)

1. 등을 대고 누워 다리를 모아 90도로 들어 올린다.

2. 궁둥이 양쪽에 댄 손을 어깨에서 발까지 몸이 수직으로 일직선이 될 때까지 위쪽 등으로 천천히 옮겨, 몸을 곧바르게 만들고 체중이 위팔에 실리게 한다. 이때 팔꿈치는 몸통 반대 방향으로, 위팔은 11자 모양으로 평행이 되게, 손가락은 척주를 향하게 한다.

3. 장딴지와 발은 이완한다. 초심자라면 10초가량 유지하고, 시간을 늘려 3분까지 한다.

4. 머리 위로 다리를 반쯤 내린 상태에서 쟁기 자세를 취하고, 손바닥을 바닥에 대고 등을 둥글게 하여 척주 마디마디를 바닥에 대면서 자세를 푼다.

CHAPTER 6 표현하는 숨, 우다나

쟁기 자세 (할라사나 HALASANA)

1. 어깨로 서기 자세에서 숨을 내쉬면서 머리 위로 한쪽 발을 내린다. 들이쉬면서 다리를 올리고 반대쪽 다리로도 반복한다.

2. 내쉬면서 양 다리를 머리 위 바닥으로 내린다. 발가락이 바닥에 닿았으면 손바닥을 편평하게 해서 등 뒤 바닥에 댄다. 발이 바닥에 닿지 않으면 등에 손을 댄 상태를 유지하면서 몸을 지탱한다.

3. 10초간 자세를 유지하면서 지속적으로 호흡한다. 점차 시간을 늘려 1분간 한 다음, 3분까지 할 수 있게 한다.

4. 준비가 되면 팔과 머리는 바닥에 댄 상태로 척주 마디마디를 바닥에 대면서 천천히 구르듯 내려온다. 등이 바닥에 닿으면 다리를 내리고 1분가량 이완한 다음, 사자 자세로 넘어간다.

주의: 월경이나 임신 중, 혹은 목에 손상을 입은 상태에서는 거꾸로 서는 동작들을 피한다.

사자 자세 (심하사나 SIMHASANA)

1. 발꿈치 위에 앉아서 넓적다리 위에 손을 가볍게 놓고 코로 깊게 숨을 들이쉰다.

2. 입으로 숨을 강하게 내쉬면서 으르렁거리는 소리를 낸다. 이때 위쪽 몸통을 앞으로 '휙' 움직여라. 팔은 곧게 펴고 몸은 뻣뻣하게 하며 양손가락은 사자의 '발톱'처럼 만든다. 이때 혀는 가능한 한 바깥으로 쭉 내밀고 눈은 튀어나올 듯이 크게 뜬다.

3. 이완한 뒤, 이 '와락 달려드는' 동작을 반복한다. 그리고 완전하게 이완한다.

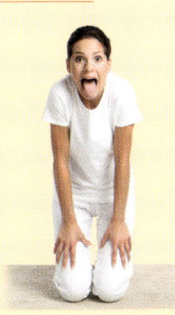

부록 : 건강 실천 프로그램

호흡 수련이 삶에 주목할 만한 영향을 주기 위해서는 절대적으로 필수적인 세 가지 사항이 있다. 바로 '수련하고, 또 수련하고, 더 수련하라!'는 것이다. 이 책에서 설명하는 다양한 기법들을 보고 주눅이 든다면, 일반적인 건강상의 필요성을 충족하고 일이나 운동 경기에서 성과를 향상하기 위해 골라 낸 아래와 같은 단순한 프로그램들로 시작하라.

단, 제안하는 내용들은 처방전이 아니고 본격적 수련을 위한 출발점일 뿐이다. 그러므로 자유롭게 시험해 본다는 기분으로 자신의 몸과 기분과 사는 방식에 맞게 수련을 계획하라. 규칙적으로 호흡 수련을 시작하기 전에 자신의 호흡과 자세를 평가해 보고(36~39페이지 참조) 네티 포트 정화법(40페이지 참조)이나 정화 호흡(41페이지 참조)으로 호흡기계를 청소하는 것이 좋다. 위장을 비우고 수련하고 각 자세들을 완전하게 할 수 있도록 자신에게 충분한 시간을 준다.

A.D.D(주의력 결핍 장애)/ A.D.H.D(주의력 결핍 과잉 행동 장애)

식사와 수면, 숙제와 운동을 하는 시간을 정해 놓고 아이가 일정에 맞게 생활하도록 보살핀다. TV 보는 시간과 컴퓨터 하는 시간을 줄이고 매일 수련한다.

- 3~5분 동안 거꾸로 수를 센다. (57페이지 참조) 이를 기억 놀이로 바꿔서 할 수도 있다. 한 번 내쉬는 동안 코끼리 네 마리, 원숭이 세 마리, 호랑이 두 마리, 돼지 한 마리를 모두 센다.
- 나이가 좀 더 많은 아이(대략 8~14세)에게는 쉬운 교호 호흡이나 교호 호흡을 소개해 준다.
- 태양 경배 자세(70~73페이지 참조)를 2~6라운드 한 다음, 사자 자세(161페이지 참조)를 하게 한다.

부록 : 건강 실천 프로그램

화

화가 쌓인다고 느껴지면 콧구멍의 숨에 주의를 집중하거나 2:1 호흡법을 해본다. (63페이지 참조) 쉽게 화를 잘 낸다면 56~57페이지를 읽고 매일 정기적으로 아래 내용을 수련한다.

- 10~20분 정도 앉아서 호흡 지켜보기(35페이지 참조)를 한다.
- 달 경배 자세(136~141페이지 참조)를 적어도 2라운드는 한다.
- 정화 호흡(41페이지 참조)을 3라운드 한다.
- 호흡 수련을 처음 한다면 한쪽 콧구멍 호흡을 10회 반복한 다음, 쉬운 교호 호흡(65페이지 참조)을 한다. 쉬운 교호 호흡을 한 후에 충분히 숨을 보유하는 교호 호흡(67페이지 참조)을 10라운드 한다.

주의: 태양 관통 호흡 등 어떠한 다른 형태의 열을 내는 동작을 하지 않는다.

불안/ 공황 발작

불안은 종종 미래를 걱정하는 데서 비롯된다. 그러므로 호흡을 자각하고 2:1 호흡을 하려 노력함으로써(63페이지 참조) 현재에 토대를 두고 있게 하라. 그리고 아래 내용을 매일 수련한다. 이는 시험 전의 고통도 덜어 주고 숙제를 하거나 교정·교열을 하기 전에 마음을 가라앉혀 준다.

- 10~20분 정도 손으로 친 무드라(44페이지 참조)를 하고 앉아서 호흡 지켜보기(35페이지 참조)를 한다. 손가락으로 아래를 가리키면 더 안정된 느낌을 갖는 데 도움이 된다.
- 태양 경배 자세(70~73페이지 참조)를 6~12라운드 한 다음, 물고기 자세(115페이지 참조)를 1~3분 동안 한다.
- 호흡 수련 초심자라면 한쪽 콧구멍 호흡을 10라운드 하는 것으로 시작한다. 그런 다음 쉬운 교호 호흡(65페이지 참조)을 10라운드 한다. 쉬운 교호 호흡이 숙달되면 충분히 숨을 보유하는 교호 호흡을 한다.(67페이지 참조)
- 이에 더하여 웃자이 호흡(151페이지 참조)을 5~10라운드 한다.
- 사자 자세(161페이지 참조)로 마친다.

주의: 티베트인의 다섯 의례와 태양 관통 호흡 및 어떠한 형태의 열을 내는 동작을 하지 않는다.

천식/ 피부병

네티 포트 정화법(40페이지 참조)으로 호흡기계를 청소하는 것이 중요하다. 정화 호흡(41페이지 참조)을 적어도 3라운드는 한 뒤, 아래 내용을 매일 수련한다.

- 호흡 수련 초심자라면 한쪽 콧구멍 호흡을 10라운드 하는 것으로 시작한다. 그런 다음 쉬운 교호 호흡(65페이지 참조)을 10라운드 한다. 쉬운 교호 호흡이 숙달되면 충분히 숨을 보유하는 교호 호흡을 한다.(67페이지 참조)
- 이에 더하여 웃자이 호흡(151페이지 참조)을 5~10라운드 한다.
- 호흡을 조절하면서 태양 경배 자세(70~73페이지 참조)를 6~12라운드 한 다음, 물고기 자세(115페이지 참조)를 1~3분 동안 한다.
- 부테이코 기법을 상세히 조사하고 알렉산더 기법(Alexander Technique), 의식 호흡(Conscious Breathing), 요가 중 하나나 그 이상을 규칙적으로 수련한다.

주의: 천식이 발작했을 때 호흡 수련은 하지 않는다.

만성피로/ 에너지 결핍/ 무기력

너무 빈번한 '투쟁 · 도주' 반응으로 에너지 원천이 고갈되었을 것이다. 126~127페이지를 읽어서 원인을 추적해 밝혀내고, 이에 더하여 아래 내용을 매일 규칙적으로 수련한다.

- 태양 경배 자세(70~73페이지 참조)를 느긋하게 6~12회 한다. 즉, 매 라운드 사이에 휴식을 취한다.
- 정화 호흡(41페이지 참조)을 3라운드 부드럽게 한다.
- 호흡 수련 초심자라면 한쪽 콧구멍 호흡을 10라운드 하는 것으로 시작한다. 그런 다음, 쉬운 교호 호흡(65페이지 참조)을 10라운드 한다. 쉬운 교호 호흡이 숙달되면 충분히 숨을 보유하는 교호 호흡을 한다.(67페이지 참조)
- 이에 더하여 웃자이 호흡(151페이지 참조)을 5~10라운드 한 다음, 비연속 호흡(133페이지 참조)을 5라운드 한다.
- 꿀벌 호흡(153페이지 참조)을 3~5라운드 한다.

부록 : 건강 실천 프로그램

순환기계 질환

95~97페이지를 읽고 97페이지의 질문을 자신에게 해 보라. 그리고 아래 내용을 매일 수련함과 동시에 비야나 심상화(99~100페이지 참조)를 해 본다.

- 격일로 태양 경배 자세(70~73페이지 참조)를 6~12라운드 하거나, 티베트인의 다섯 의례(90~93페이지 참조)를 한다. (횟수를 차츰 늘려 의례들을 21회까지 한다.)
- 머리로 물구나무서기(117페이지 참조)를 1~3분간 한다. (고혈압이 있는 사람은 피한다.)
- 호흡 수련 초심자라면 한쪽 콧구멍 호흡을 10라운드 한 다음, 쉬운 교호 호흡(65페이지 참조)을 10라운드 한다. 쉬운 교호 호흡을 마친 후에 숨을 멈추고 충분히 보유하는 교호 호흡(67페이지 참조)을 10라운드 한다.
- 그런 뒤, 웃자이 호흡(151페이지 참조)을 5~10라운드 하고 태양 관통 호흡(83페이지 참조)을 5~10라운드 한다.
- 꿀벌 호흡(153페이지 참조)을 2~3라운드 한다.

집중력 부족

더 높은 집중력이 필요할 때 하던 일을 멈추고 비연속 호흡과 이의 변형인 '지그재그' 비연속 호흡을 한다. 집중력을 증진하려면 이들을 매일 수련한다.

- 앉아서 호흡 지켜보기(35페이지 참조)를 적어도 10~20분간 한다.
- 태양 경배 자세(70~73페이지 참조)를 6~12라운드 한 다음, 머리로 물구나무서기(117페이지 참조)를 1~3분간 한다.
- 정화 호흡(41페이지 참조)을 3라운드 한다.
- 호흡 수련 초심자라면 한쪽 콧구멍 호흡을 10라운드 한 다음, 쉬운 교호 호흡(65페이지 참조)을 10라운드 한다. 쉬운 교호 호흡을 마친 후에 숨을 멈추고 충분히 보유하는 교호 호흡(67페이지 참조)을 10라운드 한다.
- 상자 호흡(105페이지 참조)을 한다.

우울증

가벼운 증상의 우울증과 싸우기 위해서는 호흡을 크게 해서 폐에 도달하는 산소의 양을 늘리는 방법이 있다. 이로써 혈액과 세포에 미치는 효과가 높아진다. 56~57페이지를 읽는 것으로 시작하여 매주 요가 수련 교실에 1~2회는 참가한다. 아래 내용을 매일 수련한다.

- 티베트인의 다섯 의례(90~93페이지 참조)를 한다. 서서히 늘려 각 의례들을 21회까지 한다.
- 세상에 대한 관점을 바꾸고 싶을 때 머리로 물구나무서기(117페이지 참조)와 물고기 자세(115페이지 참조) 중 하나나 양자 모두를 한다.
- 호흡 수련 초심자라면 한쪽 콧구멍 호흡을 10라운드 한 다음, 쉬운 교호 호흡(65페이지 참조)을 10라운드 한다. 쉬운 교호 호흡을 마친 후에 숨을 멈추고 충분히 보유하는 교호 호흡(67페이지 참조)을 10라운드 한다.
- 그런 다음 웃자이 호흡(151페이지 참조)과 태양 관통 호흡(83페이지 참조), 비연속 호흡(133페이지 참조)을 덧붙여 한다.
- 떠오르기 호흡(159페이지 참조)은 존재에 대한 가볍고 밝은 느낌을 배양하는 데 도움이 된다.
- 꿀벌 호흡(153페이지 참조)은 에너지를 더 높은 에너지 센터들로 상승하게 한다.

소화기계 질환

영양을 공급하는 숨(74~93페이지 참조)에 집중하고 소화의 불이 가장 강한 정오에 주된 식사를 하며 꼭꼭 잘 씹어서 먹으려 노력하라. 신체 체계에서 과도한 점액질을 제거하기 위하여 매일 네티 정화법(40페이지 참조)과 횡격막 호흡(36~39페이지 참조)을 하고, 아래 내용을 매일 수련한다.

- 복부 들어올리기(85페이지 참조)와 함께 정화 호흡(41페이지 참조)을 한다.
- 호흡 수련 초심자라면 한쪽 콧구멍 호흡을 10라운드 한 다음, 쉬운 교호 호흡(65페이지 참조)을 10라운드 한다. 쉬운 교호 호흡을 마친 후에 숨을 멈추고 충분히 보유하는 교호 호흡(67페이지 참조)을 10라운드 한다.
- 모래주머니 호흡(111페이지 참조)으로 소화를 돕는 복부 근육을 단련한다.
- 산성과 알칼리성의 균형과 연관된 문제라면 쉿 소리 호흡(89페이지 참조)을 한다.
- 복부 들어올리기와 불 에너지 사용 정화법을 한다.

읽기 장애(난독증)

먼저 64~69페이지를 읽은 뒤, 아래 내용을 매일 수련한다.

- 태양 경배 자세(70~73페이지 참조)를 6~12라운드 하면서 왼쪽을 움직이고 있는지, 오른쪽을 움직이고 있는지 알아차리려 노력하라.
- 호흡 수련 초심자라면 한쪽 콧구멍 호흡을 10라운드 한 다음, 쉬운 교호 호흡(65페이지 참조)을 10라운드 한다. 쉬운 교호 호흡을 마친 후에 숨을 멈추고 충분히 보유하는 교호 호흡(67페이지 참조)을 10라운드 한다.
- 감각 차단하기(155페이지 참조)를 3~5분간 한다.

깊은 슬픔

먼저 56~57페이지와 61~63페이지를 읽은 다음, 2:1 호흡법(63페이지 참조)을 한다. 덧붙여 아래 내용을 매일 수련한다.

- 매일 아침 태양 경배 자세(70~73페이지 참조)를 6~12라운드 한 다음, 머리로 물구나무서기(117페이지 참조)를 한다.
- 호흡 수련 초심자라면 한쪽 콧구멍 호흡을 10라운드 한 다음, 쉬운 교호 호흡(65페이지 참조)을 10라운드 한다. 쉬운 교호 호흡을 마친 후에 숨을 멈추고 충분히 보유하는 교호 호흡(67페이지 참조)을 10라운드 한다.
- 그런 다음 다시금 삶에 '불꽃'을 피우기 위해 태양 관통 호흡(83페이지 참조)을 덧붙여 한다.
- 매일 아침저녁으로 또는 둘 중 한 때에, 스스로 움직여 기꺼이 떠나보낼 준비를 할 수 있도록 호흡과 함께 걷기(106~107페이지 참조)를 10~20분간 한다.
- 사랑과 연민 호흡(113페이지 참조)을 한다. 이때 슬픔의 원인이 되는 사람에 대해 언급하는 데 조심하라.

건초열/ 알레르기

재채기와 코감기 같은 증상들은 호흡 수련을 하기 어렵게 만든다. 코가 막히는 것을 방지하기 위해서 매일 네티 포트로 정화(40페이지 참조)하고, 아침마다 정화 호흡(41페이지 참조)을 적어도 3라운드 한다. 점액을 만드는 음식을 피하고 매일 아래 내용을 수련한다.

- 호흡 수련 초심자라면 한쪽 콧구멍 호흡을 10라운드 한 다음, 쉬운 교호 호흡(65페이지 참조)을 10라운드 한다. 쉬운 교호 호흡을 마친 후에 숨을 멈추고 충분히 보유하는 교호 호흡(67페이지 참조)을 10라운드 한다.
- 이에 덧붙여 웃자이 호흡(151페이지 참조)을 5~10라운드 한다.

고혈압

섭취하는 음식과 휴식에 신경을 쓰고 아래 내용을 매일 수련한다.

- 호흡 지켜보기(35페이지 참조)를 10~20분간 한다.
- 부드러운 비연속 호흡(133페이지 참조)을 시도해 본다.

주의: 머리로 물구나무서기, 정화 호흡과 풀무 호흡을 하지 않는다.

불면증

이완을 촉진하기 위해서 아래 내용을 매일 수련하고 몸을 고요하게 하여 잠을 청한다.

- 잠자리에 들기 전에 앉아서 감각 차단하기(155페이지 참조)를 5~10분간 한다.
- 잠자리에 들기 전에 네티 포트 정화법(40페이지 참조)으로 막힌 코를 뚫는다.
- 잠자리에 들어 누웠을 때 2:1 호흡법(63페이지 참조)을 수련한다.
- 아침에 정화 호흡(41페이지 참조)을 3라운드 한다.
- 호흡 수련 초심자라면 한쪽 콧구멍 호흡을 10라운드 한 다음, 쉬운 교호 호흡(65페이지 참조)을 10라운드 한다. 쉬운 교호 호흡을 마친 후에 숨을 멈추고 충분히 보유하는 교호 호흡(67페이지 참조)을 10라운드 한다.
- 쟁기 자세(161페이지 참조)를 하여 편안하게 느껴지는 만큼 유지한다. 다음으로 목의 긴장을 풀어 주기 위해 물고기 자세(115페이지 참조)를 한다. 이는 쟁기 자세의 반 정도의 시간 동안 유지한다.

명상

호흡을 자각하는 기법을 수련하는 것은 명상법을 배우기 위한 예비 수련으로 매우 좋다. 아래에서 권하는 내용들을 매일 수련하라. 또 네티 포트로 호흡기계를 정화(40페이지 참조)하고 매일 정화 호흡을 적어도 3라운드는 한다.

- 손은 친 무드라(44페이지 참조)를 하고 명상 자세(45~47페이지 참조)로 앉아서 호흡 지켜보기(35페이지 참조)를 하면서 10~20분 정도 보낸다.
- 호흡 수련 초심자라면 한쪽 콧구멍 호흡을 10라운드 한 다음, 쉬운 교호 호흡(65페이지 참조)을 10라운드 한다. 쉬운 교호 호흡을 마친 후에 숨을 멈추고 충분히 보유하는 교호 호흡(67페이지 참조)을 10라운드 한다.
- 그런 다음 상자 호흡(105페이지 참조)을 시도해 보라.
- 척주 호흡(135페이지 참조)이나 감각 차단하기(155페이지 참조)를 5~10분간 한다.
- 앉아서 명상하기 전에 머리로 물구나무서기(117페이지 참조)를 1~3분간 수련한다.

편두통/ 두통

호흡 수행으로 통증을 감소시키고 발병 횟수를 줄일 수 있다. 매일 네티 포트로 정화(40페이지 페이지 참조)하고 정화 호흡(41페이지 페이지 참조)을 적어도 3라운드 한다. 편두통이 있어 호흡을 지나치게 하는 경우 호흡이 정상적으로 돌아올 때까지 30초간 종이 봉지를 분다. 휴식한 후에 반복한다. 그리고 아래 내용을 매일 수련한다.

- 호흡 수련 초심자라면 한쪽 콧구멍 호흡을 10라운드 한 다음, 쉬운 교호 호흡(65페이지 참조)을 10라운드 한다. 쉬운 교호 호흡을 마친 후에 숨을 멈추고 충분히 보유하는 교호 호흡(67페이지 참조)을 10라운드 한다.
- 감각 차단하기(155페이지 참조)와 비연속 호흡(133페이지 참조)을 3~5분간 한다.

주의: 위 내용은 두통이나 편두통을 예방하기 위한 것이므로, 이들 증상이 있을 때는 수련하지 않는다.

임신/출산

128~129페이지를 읽고 적어도 일주일에 한 번 임산부 요가 교실에 참석한다. 라마즈 기법(Lamaze Method)과 브래들리 기법(Bradley Method), 그랜틀리 딕 독서법(Grantly Dick~Read Method)에 대해 알아보고 아래 내용을 매일 수련한다.

- 조용히 앉아서 호흡 지켜보기(35페이지 참조)를 적어도 10~20분간 하거나 호흡과 함께 걷기(106~107페이지 참조)를 10~20분간 한다. 또는 둘 모두를 한다.
- 한쪽 콧구멍 호흡과 쉬운 교호 호흡(65페이지 참조)을 10라운드 한다.
- 감각 차단하기(155페이지 참조)와 꿀벌 호흡(153페이지 참조)을 한다.
- 달 경배 자세(136~141페이지 참조)를 적어도 2라운드 한다.

주의: 호흡을 빠르게 하거나 멈추고 보유하기, 복부 들어올리기(웃디야나 반다), 물라 · 잘란다라 반다(뿌리 · 목 잠금), 거꾸로 서기와 관련된 기법들은 어떤 것도 하지 않는다.

월경 전 증후군

월경 전 7~10일 사이에 프로게스테론(황체호르몬) 수치가 최고조에 달해서 혈액 내 이산화탄소 수치가 떨어진다. 보통 그렇듯 호흡을 지나치게 하는 경향이 있다면 이미 이산화탄소 수치가 낮을 것이고, 더 떨어지면 짜증과 근육 경련, 두통, 피로의 원인이 된다. 이럴 때 아래 내용을 매일 수련한다.

- 호흡 수련 초심자라면 한쪽 콧구멍 호흡을 10라운드 한 다음, 쉬운 교호 호흡(65페이지 참조)을 10라운드 한다. 쉬운 교호 호흡을 마친 후에 숨을 멈추고 충분히 보유하는 교호 호흡(67페이지 참조)을 10라운드 한다.
- 그런 다음 상자 호흡(105페이지 참조)을 시도해 본다.
- 달 경배 자세(136~141페이지 참조)를 적어도 2라운드 한다. 월경 기간 중에도 이 연속 동작은 계속해서 수련한다.

부록 : 건강 실천 프로그램

경기력 저하

경기력 향상을 위해서 호흡을 사용할 때는 매일 10~20분간 호흡 지켜보기(35페이지 참조)로 시작한다. 매일 네티 정화법(40페이지 참조)과 정화 호흡(41페이지 참조)을 적어도 3라운드는 수련하여 호흡기계를 정화한다. 그리고 훈련 프로그램에 아래 내용을 덧붙여 훈련한다.

- 호흡 수련 초심자라면 한쪽 콧구멍 호흡을 10라운드 한 다음, 쉬운 교호 호흡(65페이지 참조)을 10라운드 한다. 쉬운 교호 호흡을 마친 후에 숨을 멈추고 충분히 보유하는 교호 호흡(67페이지 참조)을 10라운드 한다.
- 균형감과 스태미나를 증진하기 위해서 태양 경배 자세(70~73페이지 참조)를 6~12라운드 한 다음, 머리로 물구나무서기(117페이지 참조)를 3~5분간 한다.

스트레스

스트레스 상태의 감정과 불건전한 호흡, 나쁜 자세 사이의 통합적 연관성을 기억하라. 124~127페이지를 읽은 다음, 125페이지의 이완 호흡법을 수련한다. 이 책에서 소개하는 여러 호흡법과 함께 이완 호흡법을 해 보며 자유롭게 실험해도 좋지만, 아래 내용은 빠뜨리지 말고 매일 수련한다.

- 호흡 수련 초심자라면 한쪽 콧구멍 호흡을 10라운드 한 다음, 쉬운 교호 호흡(65페이지 참조)을 10라운드 한다. 쉬운 교호 호흡을 마친 후에 숨을 멈추고 충분히 보유하는 교호 호흡(67페이지 참조)을 10라운드 한다.
- 앉아서 호흡 지켜보기(35페이지 참조)를 10~20분 정도 한다.
- 물고기 자세(115페이지 참조)로 가슴을 열어 준다.

체중 문제

프라나와 사마나 심상화(52~53페이지와 78~79페이지 참조)는 좌절감, 혹은 분노를 느끼거나 둘 모두를 느낄 때 식사 대신 할 수 있는 건전한 대안이다. 매일 네티 포트 정화법(40페이지 참조)과 정화 호흡(41페이지 참조)을 적어도 3라운드는 수련하고, 덧붙여 매일 아래 내용을 수련하여 호흡기계를 정화하는 것이 중요하다.

- 태양 경배 자세(70~73페이지 참조)를 6~12라운드 한다.
- 어깨로 서기 자세(160페이지 참조)를 1~3분, 쟁기 자세(161페이지 참조)를 2분, 물고기 자세(115페이지 참조)를 1분간 한다.
- 호흡 수련 초심자라면 한쪽 콧구멍 호흡을 10라운드 한 다음, 쉬운 교호 호흡(65페이지 참조)을 10라운드 한다. 쉬운 교호 호흡을 마친 후에 숨을 멈추고 충분히 보유하는 교호 호흡(67페이지 참조)을 10라운드 한다.
- 거기에 덧붙여 태양 관통 호흡(83페이지 참조)을 5~10라운드 한다.

용어 정리

가스 교환	들이쉰 공기에서 산소가 폐포의 세포막을 통과하여 모세혈관으로 들어가고, 동시에 내쉬어지는 혈액 속의 이산화탄소가 폐포 속으로 이동해 들어갈 때 발생하는 현상.
굴(掘, sinus)	광대뼈와 이마 뒤에 위치한 얼굴의 공동(空洞).
기관(氣管)	후두와 기관지 사이의 공기 통로. 숨통.
기관지(氣管支)	각 폐로 공기를 들어오고 나가게 전달하는 호흡기관의 두 가지.
나디(nadi)	미세 에너지 통로. 침구에서 경락과 같다.
늑간근(갈비사이근)	갈비뼈 사이에 있는 근육. 호흡 과정에서 갈비뼈를 움직여 횡격막의 움직임을 돕는다.
마니푸라(manipura)	세 번째 차크라. 태양신경총 부위에 위치한 에너지 센터. 태양신경총 차크라.
무드라(mudra)	미세 에너지를 '봉하는' 요가 수련법. 손으로 하는 동작.
물라다라(muladhara)	첫 번째이자 가장 아래의 차크라. 척주의 맨 아래에 위치한 에너지 센터.
모세혈관(모세관)	몸에 있는 가장 작은 혈관. 그 벽은 밀도가 높고(즉 현미경으로 볼 수밖에 없을 정도로 미세하고) 작은 구멍이 많은 하나의 세포로, 가스와 영양분의 교환이 가능하다.
반다(banda)	특정한 호흡이나 육체 수련 중 요가 수행자가 하는 근육 조임.
비슛다(vishuddha)	다섯 번째 차크라. 인후에 위치한 에너지 센터. 인후 차크라.
비야나(vyana)	에너지를 고루 분배하는 프라나의 나타남. 확장하는 숨.
사마나(samana)	프라나가 소화와 균형을 잡는 양태로 나타난 것. 자양하는 숨.
사하스라라(sahasrara)	일곱 번째이자 가장 위의 차크라. 정수리에 위치한 에너지 센터. 정수리 차크라.
수슘나(sushumna)	중앙 나디. 척주와 비슷하다.
아나하타(anahata)	네 번째 차크라. 가슴 중앙에 위치한 에너지 센터. 심장 차크라.
아즈나(ajna)	여섯 번째 차크라. 미간 사이에 위치하는 에너지 센터. '제3의 눈'이라고도 불린다. 미간 차크라.
아파나(apana)	프라나가 아래, 바깥 방향으로 움직이는 양태로 나타난 것. 정화하는 숨.
우다나(udana)	프라나가 위를 향해 '날아오르는' 양태로 나타난 것. 표현하는 숨.
이다(ida)	미세 에너지 통로, 즉 나디. 척주의 왼쪽에 위치해 있다.
인두(咽頭)	목구멍. 코와 입 뒤에 있는 관으로 식도(음식물 통로)와 후두(공기 통로)로 갈라진다.

차크라(chakra)	미세 에너지 센터.
크리야(kriya)	요가의 청결 또는 정화 수련.
폐포(허파꽈리)	폐에서 공기 교환이 일어나는 곳에 있는 아주 작은 공기주머니.
프라나(prana)	생명 유지에 필수적인 에너지. 생기 에너지. 중국의 치(chi, 氣)나 일본의 키(ki, 氣)와 같다.
프라나야마(pranayama)	프라나에 대한 통제. 호흡을 조절하는 요가의 호흡 수련 기법.
핑갈라(pingala)	미세 에너지 통로, 즉 나디. 척주 오른쪽에 위치한다.
하타 요가(hatha yoga)	아사나(asana, 육체 수련), 프라나야마(pranayama, 호흡 수련), 크리야(kriyas, 정화 행법)로 육체를 강화하고 정화하는 것으로 시작하는 요가의 한 종류.
혈색소(헤모글로빈)	적혈구 속의 단백질로, 산소를 폐에서 세포로 전달한다.
호흡기계	숨을 쉬기 위해 가스가 드나드는 통로, 가스 교환이 일어나는 기관.
횡격막(가로막)	호흡할 수 있게 하는 큰 근육. 가슴과 복부를 나눈다.
후두(喉頭)	인두(목구멍)와 기관 사이에 위치한다. 목의 전면의 '애덤스애플'로 불리는 불룩한 부위.

호흡의 힘

1판 1쇄 펴냄 2010년 12월 13일
1판 10쇄 펴냄 2023년 1월 4일

지은이 | 스와미 사라다난다
옮긴이 | 김재민
발행인 | 박근섭
펴낸곳 | 판미동

출판등록 | 2009. 10. 8 (제2009-000273호)
주소 | 06027 서울 강남구 도산대로 1길 62 강남출판문화센터 5층
전화 | **영업부** 515-2000 **편집부** 3446-8774 **팩시밀리** 515-2007
홈페이지 | panmidong.minumsa.com

도서 파본 등의 이유로 반송이 필요할 경우에는 구매처에서 교환하시고
출판사 교환이 필요할 경우에는 아래 주소로 반송 사유를 적어 도서와 함께 보내주세요.
06027 서울 강남구 도산대로 1길 62 강남출판문화센터 6층 민음인 마케팅부

한국어판 ⓒ ㈜민음인, 2010. Printed in Seoul, Korea
ISBN 978-89-94210-65-0 13690

판미동은 민음사 출판 그룹의 브랜드입니다.